JN033663

新型コロナワクチン開発の
第一人者が解説

Boost the immune system
Functional food and Reverse method yoga

機能性食品と
逆メソッドヨガで
免疫力UP!

大阪大学大学院 医学系研究科
臨床遺伝子治療学 寄附講座教授

森下竜一
Ryuichi Morishita

はじめに

２０２０年の初めから世界中を震撼させている、新型コロナウイルス感染問題。緊急事態宣言は解除されましたが、たくさんの報道によって情報も錯綜し、何を信じていいのかいまだに迷っていらっしゃる方も多いのではないでしょうか？

今回の新型コロナウイルスに関しましては、遺伝子情報は年初の早いうちにわかっていましたが、それ以外の部分ではいまだにわからないところが多いのも事実です。しかし一方で、感染拡大から少し時間がたったことで、わかることも徐々に増えてきました。

新型コロナウイルスの特徴は、感染力が強いことや、感染しても約80％の人が無症状か軽症で済んでしまうことが挙げられます。一方で、残り20％の不幸にも重症となってしまうケースでは、重篤な症状になるまでのスピードが非常に速いという特徴もあります。朝調子が悪いと思ったら、その日の夜には人工呼吸器につながれているといったケースも散見されます。

私はスタンフォード大学への留学を終えて日本に戻ってからは、大阪大学で血管を再生させるための遺伝子治療薬を研究していました。そして、その実用化を目指して、１９９９年12月に日本で初めての大学発ベンチャー企業「アンジェス」を立ち上げました。

20年という歳月がかかりましたが、２０１９年9月にヒト肝細胞増殖因子（ＨＧＦ）遺伝子治療薬「コラテジェン」を世に送り出すことができました。この薬は、慢性動脈閉塞症を発症し血行再建術の施行が困難な重症下肢虚血の患者さんに対して、新たな治療の選択肢を提供することができる薬です。現在は、国内での正式承認に向けての調査や、アメリカでの承認のための臨床試験を継続しているところです。

そして、報道等でご存じの方もいらっしゃるかもしれませんが、現在、新型コロナウイルスに対するＤＮＡワクチンの開発に着手しています。実はこのワクチンの開発には、「コラテジェン」の開発で培った遺伝子治療薬の技術が応用されています。

いずれワクチンや治療薬ができれば、新型コロナウイルスの感染問題も徐々に収まっていくと思います。しかし、今回の新型コロナウイルスの問題が終息したとしても、また、いつ何時新しいウイルスや細菌が襲ってくるのかは誰にもわかりません。

今回の新型コロナウイルスだけでなく、毎年冬になると流行するインフルエンザや日常的に存在する風邪にも同じことが言えるのですが、ウイルスや細菌に同じように感染しても、重症化し、中には不幸にも命を落としてしまう人がいる一方で、軽症で済んでしまう人や全く発症もせず本人も気が付かないといったケースも少なくありません。

それはなぜなのでしょうか。

もちろん、原因は1つではありませんが、皆さんの体に備わっている免疫機能が大きく関わっていることがわかっています。「あの人は免疫力が強い」「こうすれば免疫力を上げられる」などという言葉を一度ならずとも聞いたことがあるかと思います。

体の中の最大の防御システムである「免疫機能」は、外から入ってきた細菌やウイルスなどの外敵を駆除して、体の健康状態を維持するシステムです。私たちは体の中でこの免疫機能が働くことで、常に病原体などの外敵から体を守っています。究極の自己予防、自己防衛システムとも言えます。

私は、縁あって２０１２年12月にアベノミクスの基幹組織として設立された規制改革会議（その後、規制改革推進会議）の委員と健康・医療戦略本部の健康医療戦略参与を拝命し、再生医療法改正や遠隔医療の推進とともに、機能性表示食品制度の創設にも尽力させていただきました。

ここで、初めて食品の持つ機能性というものに本格的に取り組んだことによって、改めて食品が持つ健康に対する効果を見直す良い機会となりました。同時に、その食品の機能性の情報を一般の方々に正しく伝えることの難しさも知りました。

実は、私が医師免許を取った時代には、その教育課程で「栄養」や「食」に関して勉強するカリキュラムがありませんでした。現在でもほとんどありません。しかし、一方で、臨床の現場では患者さんからよく質問され、日々の食生活の重要性を話すことが多いのが現実です。

２０２０年3月に閣議決定された第2期健康・医療戦略の中では「機能性表示食品等について科学的知見の蓄積を進め、免疫機能の改善等を通じた保健用途における新たな表示を実現することを目指す」ことが明記されました。

現時点では、免疫機能を表現した機能性表示食品はありませんが、まもなくエビデンスのある免疫機能に関する商品が発売される予定です。

そこで、この本では免疫機能があるといわれている食品素材の中から、有望な素材を選んで、それぞれのデータを元にその機能を解説してみたいと思います。中には他の機能で、特定保健用食品（トクホ）素材や機能性表示食品素材となっているものもあります。皆さんが日常の食生活の中で、これらの食品の機能性を上手に取り込みながら、元気で健康的な毎日を送れる一助となればと思います。

一方で、今後はテレワークが推進され、在宅勤務が増えていくことは間違いないと思います。しかし、自宅にいる時間が増えると、どうしても運動とは離れていってしまいがちです。

そこで、私の友人でテレビ等でも活躍されているシェイプupガールズの中島史恵さんにお家での巣ごもり生活でも可能な「逆メソッドヨガ」を解説していただきました。中島さんは東京の代官山にヨガのスタジオを持ち、ご自身もインストラクターとして指導にあたっています。私も、自宅で毎日このヨガを続けています。姿勢も簡単で、体も気分もリフレッシュできて本当におすすめです。

私は現在、日本抗加齢医学会という日本最大のアンチエイジングの医学会の副理事長として、アンチエイジング医学の研究や普及活動も行っております。アンチエイジングというのは「抗（アンチ）」の字がついていますが、決して加齢に抗うことではなく、年齢に応じた元気で活き活きとした人生を送るために、どうすれば心身ともに健康な状態を維持できるかということを医学的に追求する、いわば究極の「予防医学」でもあります。

西洋医学だけでなく、食や運動等も積極的に取り入れて、日々の生活の中で健康維持・増進を行っていくことを主眼に置かれていますので、まさに免疫機能UPを実践している医学といってもいいかもしれません。

我々医師を中心とした医療の世界では、今回の新型コロナウイルスのような敵と闘って確実に勝つ〝術〟を蓄えていくことがますます重要になっていく一方で、皆さんがなるべく病気にかからないように、また、かかっても軽症で済むような抵抗力のある身体を作れるよう、つまりは個人個人が免疫力をつけていけるように導いていくことも、さらに重要と考えています。そのためには皆さんが正確な情報を得て状況を冷静に把握し、日々適切な対処をしていただくことが非常に大切になってきます。

この本を読んでいただければ、新型コロナウイルスとは何ものでそもそもウイルスとはどんなものなのか、何に気をつければいいのか、そして、万一に備えて日頃から免疫力を維持して健康な体を維持するためには、具体的に何をしたらいいのかが一読していただければわかるように構成させていただきました。いくつになっても心身ともに健康で、元気溌剌に過ごしていただけるためのガイドブックとしてお読みいただければ幸いです。

現在、医師だけでなく、本当にたくさんのメディカルスタッフの方々が懸命に現場で頑張ってくれています。さらに、現場にいない医師もそれぞれの専門を活かして、あらゆる角度からこの新型コロナウイルスと闘っています。

人類は過去にもたくさんの感染症との闘いに勝利してきました。今回も絶対に克服できます。皆さんと一緒に頑張っていきましょう！

大阪大学大学院 医学系研究科 臨床遺伝子治療学 寄附講座教授
森下竜一

目次

第1章

新型コロナウイルスとは?

2019年12月以降、中国・湖北省武漢市を中心に発生し、短期間で全世界に広がった「新型コロナウイルス感染症」。感染は約200の国・地域に広がり、日本でも2020年1月に最初の感染者が出て以来、拡大の一途をたどることになった。免疫力向上の必要性を説く前に、私たちの新たな敵である、この新型ウイルスについて触れてみたい。

◉コロナウイルスとは

コロナウイルスは、ヒトを含めた哺乳類、鳥類などに広く存在するウイルスです。エンベロープ（ウイルス表面の脂質性の膜）上にコロナ（王冠）のようなタンパク質の突起を持つことが特徴で、これが名前の由来にもなっています。

ウイルスにはエンベロープを持つものと持たないものがありますが、コロナウイルスを含めてエンベロープを持つＲＮＡウイルスは、「アルコールで活性を失う」ことや、「変異を起こしやすい」といった特徴があります。

感染すると、主に発熱や咳などの呼吸器症状がみられます。実は一般的な風邪の原因の15％程度はこのコロナウイルスであると考えられており、重症化の報告も２０００年頃まではほとんどありませんでした。本来は、それほど恐ろしいウイルスではなかったのです。

しかし2002年以降、その中から重症化傾向のある2種類が確認されています。それが、SARS（重症急性呼吸器症候群）とMERS（中東呼吸器症候群）です。

◉SARS(重症急性呼吸器症候群)

SARS（Severe Acute Respiratory Syndrome：重症急性呼吸器症候群）は2002年11月に中国南部・広東省を起源とした重症な非定型性肺炎の世界的規模の集団発生が確認され、これが新型のコロナウイルスが原因であることが突き止められました。

日本では、2003年4月に新感染症に、ウイルスが特定された2003年6月に指定感染症に指定され、11月5日より感染症法の改正に伴い、1類感染症としての報告が義務付けられるようになりました。

しかし、実はその前の2003年7月5日に、台湾の症例を最後にWHO（World

Health Organization：世界保健機関）によって終息宣言が出されています。最終的に32の地域と国で８０００人を超える症例が報告されましたが、現時点でも有効なワクチンや治療薬は見つかっていません。

ちなみに、幸いなことに日本では感染者が出ませんでしたが、これもその原因はわかっていません。

◉MERS（中東呼吸器症候群）

一方の、ＭＥＲＳ（Middle East Respiratory Syndrome：中東呼吸器症候群）はヒトコブラクダがＭＥＲＳコロナウイルスを保有し、ヒトコブラクダとヒトとの濃厚接触が感染リスクであると考えられています。

２０１２年9月以降、アラビア半島諸国を中心に発生の報告があり、ＷＨＯの発表によると、２０１９年11月末までに報告された診断確定患者数は２４９４人（死亡者数８５８人）。このＭＥＲＳも、現時点では有効なワクチンや治療薬は見つかっていません。

ＳＡＲＳもＭＥＲＳも家族間、感染対策が不十分な医療機関などにおける限定的な「人から人」への感染が報告されており、咳やくしゃみなどによる飛沫感染や接触感染によるものであるといわれています。

◉新型コロナウイルス

ところが、２０２０年初頭から世界に感染が広がっているのは、いずれの種類でもない新種のコロナウイルスです。ウイルス名は「SARS-CoV-2」（Severe Acute Respiratory Syndrome Coronavirus 2：重症急性呼吸器症候群コロナウイルス２）ですが、ＷＨＯでは２０２０年2月11日に、新型コロナウイルスによる感染症を「COVID-19（coronavirus disease 2019）」と命名しました。

しかし、現在の報道等を見ても、「新型コロナウイルス」の名称が多く使われていますので、本書では「新型コロナウイルス」という表記で統一させていただきます。

新型コロナウイルスは２０１９年11月に中国・武漢で発生が確認され、２０１９年12月31日にＷＨＯに初めて報告されました。その後、２０２０年にかけて発生した中国・武漢での集団感染（アウトブレイク）によって、肺炎患者の核酸検査陽性患者サンプルから、初めてゲノム配列が決定されました。

日本では２０２０年１月14日、国内で初めて神奈川県で感染者が確認され、１月28日には新型コロナウイルスによる感染症が「指定感染症」に指定されました。そして２月13日に新型コロナウイルスによる国内初の死者が確認され、政府は２月26日に全国のイベントの中止・縮小を要請、２月27日には全国の学校の休校を要請しました。

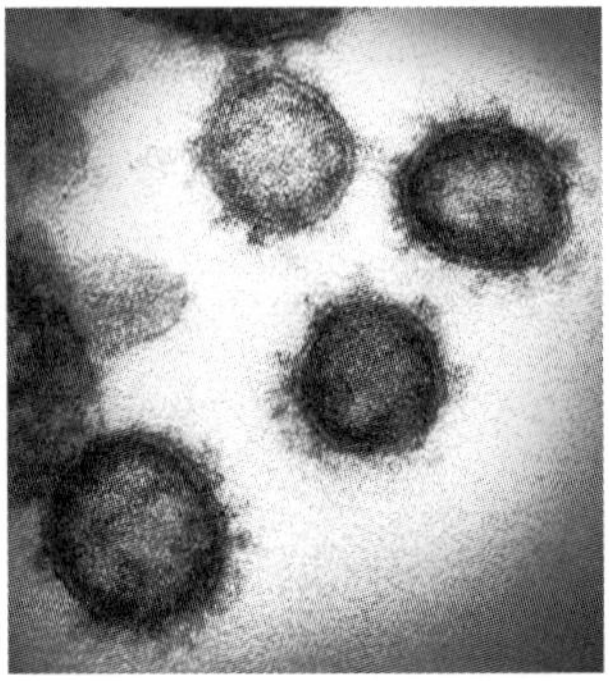

新型コロナウイルス
写真：BSIP agency/ アフロ

それから約40日後の４月７日、新型インフルエンザ等対策特別措置法による緊急事態宣言が全国に出され、５月25日に解除されて現在に至っています。

私の専門は遺伝子治療学なのですが、新型コロナウイルスは遺伝子の観点から簡単に申し上げますと「ゲノムとして一本鎖プラス鎖ＲＮＡを持つ、コロナウイルスグループの１つ」ということになります。

このコロナウイルスは非常に多くの種類がありますが、先ほども触れました通り、現在まで人に感染するものはＳＡＲＳ、ＭＥＲＳを含めて６種類が見つかっており、今回の新型コロナウイルスは、ヒトに感染して疾病を発症させることが確認された７番目のコロナウイルスということになります。

このウイルスは国際ウイルス分類委員会（ICTV：International Committee on Taxonomy of Viruses）で、ＳＡＲＳと同じ種類と見なされており、ベータコロナウイルス属のＳＡＲＳ関連コロナウイルス（SARSr-CoV）という種に属しています。

しかし、新型コロナウイルスはＳＡＲＳの直系の子孫ではなく、コウモリなどの野生動物に宿っていたものが、それぞれ別々に人間に感染したのではないかと考えられています。

２０２０年６月13日現在、新型コロナウイルス感染者は世界１９６の国・地域に広がり、感染者は７５６万９８６０人、死者は42・２万人に達しています。日本国内でも６月12日時点で確認された感染者は１万７３３２人に上り、９２２人が命を落としています。

◉新型コロナウイルスでは抗体ができづらい可能性も！

新型コロナウイルスは世界を震撼させていますが、現在のところ感染経路、治療法、感染してからの経過など、明確には解明されていない部分が多々あります。そのため、世界中の研究機関が新型コロナウイルスの解明に向けてさまざまな調査・研究を急ピッチで進めているのが現状です。

また、新型コロナウイルスが日本で感染拡大した初期は、中国・武漢で流行した

L型と呼ばれるものでした。このL型は武漢での流行初期の8〜9割を占めており、非常に毒性が強かったといわれています。

その後、ヨーロッパやアメリカに感染していくにしたがって、変異をしてS型が誕生しました。S型はL型よりは毒性が若干弱いといわれており、武漢以外の世界中で流行している型です。

ちなみに、日本においては武漢タイプのL型が主体となっていましたが、現在ではヨーロッパ型が流行の中心になってきています。遺伝学的に、中国からイランを経由してイタリアに入ったとトレースされており、そこからスペインやフランス等ヨーロッパで流行し、アメリカに渡ってさらに変異しています。

特に懸念されるのは、インフルエンザと違って新型コロナウイルスに関しては、高温多湿でも感染力が持続されていることです。シンガポールやイラン、インド等で流行していますし、日本ではサウナでクラスター（感染集団）が発生しました。

もうひとつ、新型コロナウイルスはもしかしたら集団免疫が成立しない可能性があるという点です。例えば、インフルエンザはウイルス量が非常に多いため、すぐに高熱が出ます。つまり、抗体を作るための抗原が非常に多く、抗体もできやすいため集団免疫も獲得しやすいのです。

一方で、新型コロナウイルスの場合は症状が出なかったり、軽症で済む人が多くなっています。つまり、ウイルス量が少なく、抗原が少ないために抗体ができない、または、できても非常に少ない可能性が高いのです。

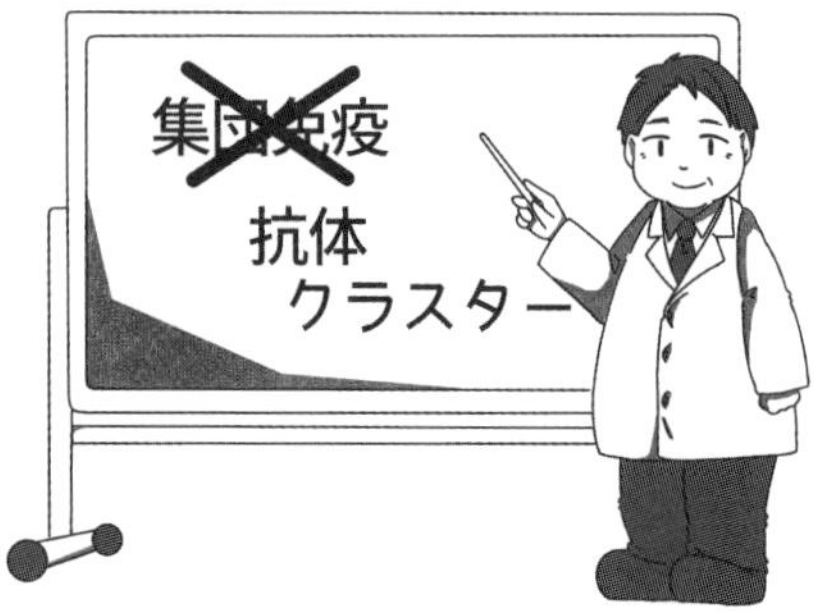

再感染や、次に説明するＰＣＲ検査で検査結果が安定しないのはそのためではないかと考えるとつじつまが合います。

中国の復旦大学の論文では、治癒したと思われる１７５例の新型コロナウイルスの患者の血液を調べてみたところ、約半数近くは新型コロナウイルスに対する中和活性がなく、約3分の1は抗体価さえ上がっていなかったと報告されています。

ということは、約半数の人は、何度でもこのウイルスに感染してしまう可能性を示唆しています。まだ抗体検査の精度も不明であり、他から同様の報告も出ていないので実態はわかりませんが、もし事実であれば何回も感染しないと集団免疫を獲得できない可能性があります。

ポイント

＊新型コロナウイルスはヒトに感染して疾病を発症させることが確認された7番目のコロナウイルス。
＊新型コロナウイルスはエンベロープを持つウイルスで、アルコールで活性を失うが変異を起こしやすい。
＊新型コロナウイルスの感染経路や治療法、感染してからの経過などはまだ明確には解明されていない部分が多いが、少しずつわかってきている部分もある。
＊最初、武漢で流行したのは毒性の強いL型で、現在日本で流行しているのはヨーロッパ、アメリカで流行している変異したタイプ。
＊新型コロナウイルスはインフルエンザと違って、高温多湿でも感染力が弱まらない可能性が高い。
＊新型コロナウイルスは抗体ができにくいため集団免疫の獲得が難しい可能性がある。

◉朝調子が悪いと思ったら、夜には人工呼吸器につながれている！

現在、全世界に感染が広がり、パンデミック（世界的大流行）となっている新型コロナウイルス感染症ですが、感染したヒト全員に症状がみられるとは限らず、無症状も含めて軽症で済むケースが約80％です。一方で、約20％のヒトは重症化することがわかっています。

新型コロナウイルス感染症の初期段階では、鼻水や咳、発熱、喉の痛み、筋肉痛や全身のだるさなど、風邪と同じような症状が多いとされています。特に、37・5℃程度の発熱と体のだるさを訴える人が多いとの報告があり、また、〝においがわからない〟〝味がわからない〟といった嗅覚・味覚障害が起きるという特徴的な報告もあります。初期症状はおよそ5～7日間程度続き、重症化しなければ次第に治っていきます。

一方で、微熱が数日続いた後に急に高熱が出たり、胸部の不快感や呼吸困難などの症状が出たと思ったら一気に発症し、いわゆる呼吸困難の状態に陥ることがあります。

特に重篤な症状になるまでのスピードが非常に速く、朝調子が悪いと思ったら、その日の夜には人工呼吸器につながれているといった報告も少なくありません。ここが新型コロナウイルスの大きな特徴の1つです。

また新型コロナウイルスの患者さんは、肺炎から呼吸ができなくなって亡くなるケースだけでなく、実は、かなりの人が心筋梗塞でも亡くなっています。

どのような人が重症化しやすいかははっきりとはわかっていませんが、高齢者や糖尿病、高血圧、肺疾患などの持病を持っている人、心血管系に異常がある人の致死率が高いのは事実です。

また、免疫抑制剤や抗がん剤治療を受けている人、免疫機能が低下している場合は重症化のリスクが高いと考えられています。

万一重症化して肺炎が生じてしまっても、適切な治療を行うことで半数以上は徐々に回復していくこともわかっています。一方で、肺炎が悪化して重篤化すると、急性呼吸器症候群（ＡＲＤＳ）や敗血症性ショック、多臓器不全などが起こり、場合によっては死に至るケースもあります。

小児は重症化のリスクは高くないと考えられていましたが、高齢者ほどではないものの、小児の中でも年齢の低い乳幼児で重症化する傾向があることもわかってきました。インフルエンザと同じように、高齢者だけではなく乳幼児や妊婦の方も、十分に注意をしたほうが良いでしょう。

もうひとつ厄介なことは、ウイルス性疾患のため、白血球がむしろ低くなるという点です。細菌性の疾患では炎症が起きると白血球は増えますので比較的わかりやすいのですが、特に初期の場合は、表向きの炎症が起きていませんので気がつきにくいのです。

新型コロナウイルスに感染した場合、初期には発熱などがあまり出なくても症状が急に悪くなる人がいるのは、これにも起因していると思われます。

また、末梢の血管にも血栓が詰まり、足や指の潰瘍ができて切断をするケースも起きています。少し軽い状態では、しもやけのような状態で足の指が赤くなってしまいます。これは、微小な血栓が、血管に詰まって起こる症状で、新型コロナウイルスの1つの特徴だと報告されています。

◉1回のPCR検査では不十分

さまざまな報道で皆さんも名前はご存じかと思いますが、今回の新型コロナウイルスの検査ではPCR（Polymerase Chain Reaction：ポリメラーゼ連鎖反応）検査が行われています。

実は、PCR検査はウイルス検出のためだけではなく、遺伝子組み換え技術や遺伝病の研究のためにも使われている非常に一般的な検査法の1つで、微量のDNA断片を増幅して検出します。つまり、現在ウイルスが体内に存在しているのか否かを調べることができます。

鼻咽頭に綿棒などを入れて、鼻の奥をぬぐった粘液や気道の奥から排出される痰を検体として使用するもので、インフルエンザの検査と同じようなものと言えばおわかりの方も多いでしょう。

ウイルスは大きくＤＮＡウイルスとＲＮＡウイルスの２種類に分けられ、新型コロナウイルスはＲＮＡウイルスに分類されます。つまり、体内に新型コロナウイルスが存在するか否かを確認するためには、ウイルスのＲＮＡの有無を確認しなければなりません。

しかしＰＣＲ検査は、先ほども申し上げました通り、ＤＮＡを増幅して検出する方法ですので、ＲＮＡは検出できません。

そこで、新型コロナウイルスのＰＣＲ検査の場合は、ＲＮＡをＤＮＡに再変換して検査を行います。これを専門用語では「逆転写」といいます。

ＤＮＡは遺伝子そのもので、ＲＮＡはそのコピーです。体内ではＤＮＡの遺伝子情報をＲＮＡに変換して、それを元にタンパク質がさまざまな物質や臓器を作って

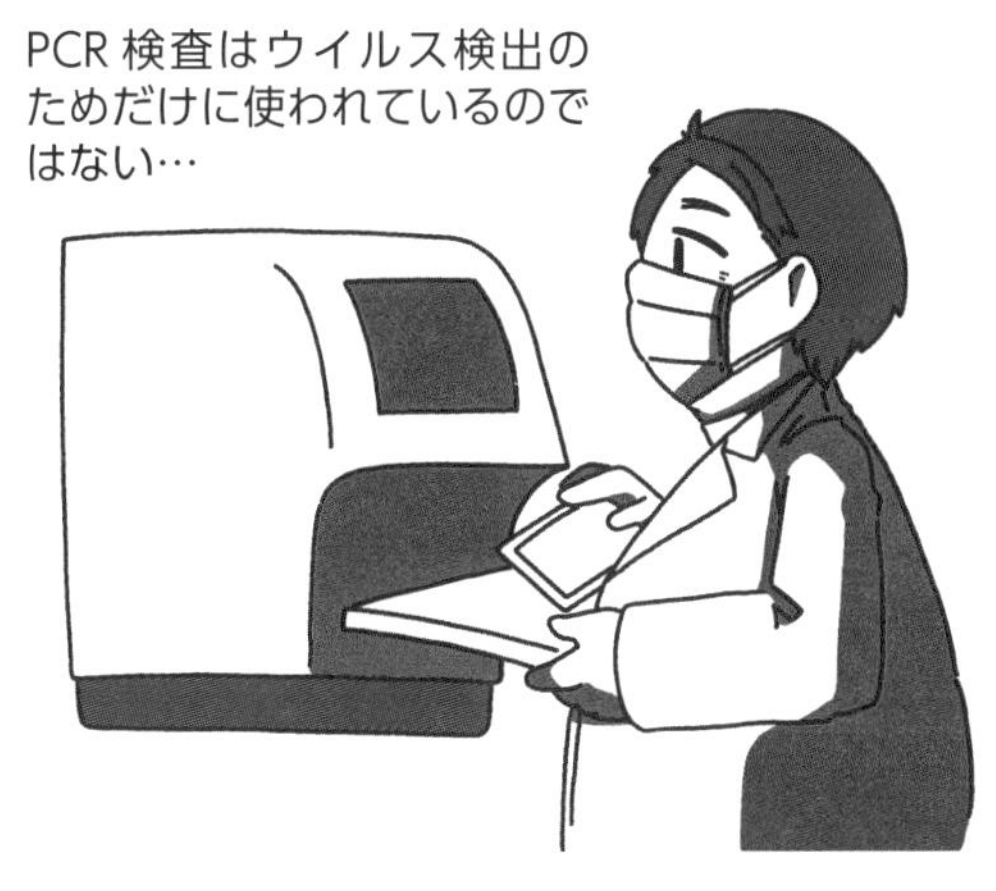

いきます。

ＤＮＡの数は１サイクルのＰＣＲで約２倍に増えますので、20サイクルで最初に存在したＤＮＡの約１００万（２の20乗）になり検出が可能になります。

採取された検体の中に新型コロナウイルスのＲＮＡが含まれていれば、ＲＮＡから変換されたＤＮＡが増幅されて検出され陽性となり、検体の中にＲＮＡが含まれていなければ何も増幅されないので陰性となるというわけです。

ＰＣＲ検査で時間がかかるといわれているのは、このＤＮＡを増幅するのに４〜５

時間かかるためです。ところが、最近、1時間〜1時間半程度で結果が判明するPCR検査法も開発されてきています。また、唾液での検査も可能になりましたので、かなり検査はしやすくなってきました。

現在、PCR検査は症状や感染している人との接触歴などから〝肺炎〟の発症が疑われる場合に限り可能となっていますが、各自治体の地方衛生研究所、国立感染症研究所での検査に加えて、一部医療機関での保険診療による検査が行われるようになっています。

ここで注意をしていただきたいのが、PCR検査をして陰性であればそこで安心、というわけではないということです。「最初にPCR検査をしたら陰性だったのに、数日後もう一回検査をしたら陽性だった…」という事例が少なくありません。

実は、PCR検査では、先ほどもご説明した通り人の手で検体を採取しますので、採取する人の上手下手や採取する場所などによって、採取できるウイルスの量が異なります。そのため、本来陽性の人でも、採取時の状況で陰性になってしまうことがあるのです。

もうひとつは、検査をしたときは体も元気で抵抗力もありウイルスの量が少なかったものの、その後抵抗力が落ちるなどして体の中でウイルスが増殖していった結果、ウイルスが再活性化して、検査をしたときよりも体内のウイルス量が増えて陽性になったということも十分あり得ます。

検査結果の正確性は70％という専門家もいます。つまり30％の人は、本来は陽性であるにもかかわらず陰性となっているということです。検査で陰性が出ても体調が悪かったり、状態が悪化している場合などは、ぜひもう一度、ＰＣＲ検査を受けることも今後は必要になってくるかと思います。

◉今後は抗原・抗体検査も！

ウイルスの作るタンパクに注目した抗原検査も注目されてきています。

これは、新型コロナウイルスが作り出すタンパクを測定しようとするもので、ウイルス自体はＰＣＲよりも多くの量が必要ですが、診断の精度は高く、早く測定ができるため、スクリーニングに役立つと考えられています。

一方で、過去に感染したことがあるのか、また感染初期なのか、感染してから時間が経過しているのか、ウイルスに抵抗する能力（抗体）をすでに獲得しているのかを調べることができるのが抗体検査です。抗体は、血液中に存在するために、血液を採取して検査します。

現在はＰＣＲ検査が主流ですが、新型コロナウイルスの抗体キットも出回ってきていますので、今後は徐々にこの抗体検査が増えてくるものと思われます。

抗体には、ＩｇＭとＩｇＧの2種類がありますが、感染の最初に上がってくるのがＩｇＭで、後からＩｇＧができてきます。ＩｇＭがなくて、ＩｇＧだけが検出されると、過去に新型コロナウイルスに感染したが、現在は治癒していることがわかるわけです。

また、日本ではインフルエンザの検査として使われている〝イムノクロマト法〟も、新型コロナウイルスの検査として承認されている国もあり、今後日本でも承認されてくると思われます。

そのほか、肺炎の重症度を確認するために経皮的な酸素飽和度の測定や胸部X線検査、CT検査などが行われています。特に新型コロナウイルス感染のケースでは、X線写真ではわかりにくい病変がCT検査ではわかりやすいといったことも、臨床の現場ではわかっています。

◉ECMO使用はインフルエンザ時の6倍の手間がかかる

新型コロナウイルス感染症の治療法は、軽症の場合は対症療法となりますが、重症化して肺炎を発症した場合は酸素投与や全身循環管理、さらに抗ウイルス薬の投与が奏効する場合があります。

現在、抗新型コロナウイルス薬としては、抗エボラ出血熱治療薬のレムデシビルが日米で承認されています（２０２０年6月12日現在）。また、抗新型インフルエンザ治療薬であるアビガン（ファビピラビル）などが承認に向けて臨床試験が行われています。一方で、気管支喘息治療薬であるオルベスコ（シクレソニド）も新型コロナウイルスの活性を失わせることが確認されているようです。特に、アビガンは軽症の方に効果がある可能性があるとされています。

日本感染症学会では、「概ね60歳以上の患者で継続的な酸素投与が必要となった段階」「糖尿病・心血管疾患・慢性肺疾患・悪性腫瘍、喫煙による慢性閉塞性肺疾患、免疫抑制状態等のある患者」「年齢にかかわらず、酸素投与と対症療法だけでは呼吸不全が悪化傾向にある患者」に対しては、これらの抗ウイルス薬の試験的投与を検討すべきとの見解を示しています[1)]。

特に重症な場合には、体外式膜型人工肺（ECMO：Extracorporeal membrane oxygenation）という人工肺とポンプで肺の代替を行う装置を使用しなければならなくなります。ＥＣＭＯは今回の新型コロナウイルスの治療の最後の切り札となっており、ＥＣＭＯや人工呼吸器がないと重症患者はほぼ１００％死亡しますが、ＥＣＭＯを使えば重症患者でも50％は助かります。

ところが、ここに大きな問題があります。例えば、このＥＣＭＯをインフルエンザの重症患者に使った場合は平均２〜３日で治りますので、２〜３日周期で回転させられます。

しかし、新型コロナウイルスの場合は重症化してから治るまでに平均約２週間かかるといわれていますので、時間的にインフルエンザ場合の５〜６倍もかかるということになります。しかも、医師と看護師を合わせて８〜10人を要します。つまり、ＥＣＭＯを使い続ければ、医療機関内での人手不足も同時に発生します。

また、実はＥＣＭＯで命が助かった重症患者は、完全に元に戻るわけではありません。肺の繊維化など、どうしても後遺症が残ってしまいます。ですから、まずは新型コロナウイルスにかからないのが一番なのです。

さらに、治療の第一線は病院の診察室や治療室ですが、当然ここは感染のリスクが格段に高くなります。医師がコロナ対策班でどんどんかり出されて感染してしまうと、次には我々のようなロートルの医師が、そして最後には開業医のお爺ちゃん医師までもかり出されていきます。

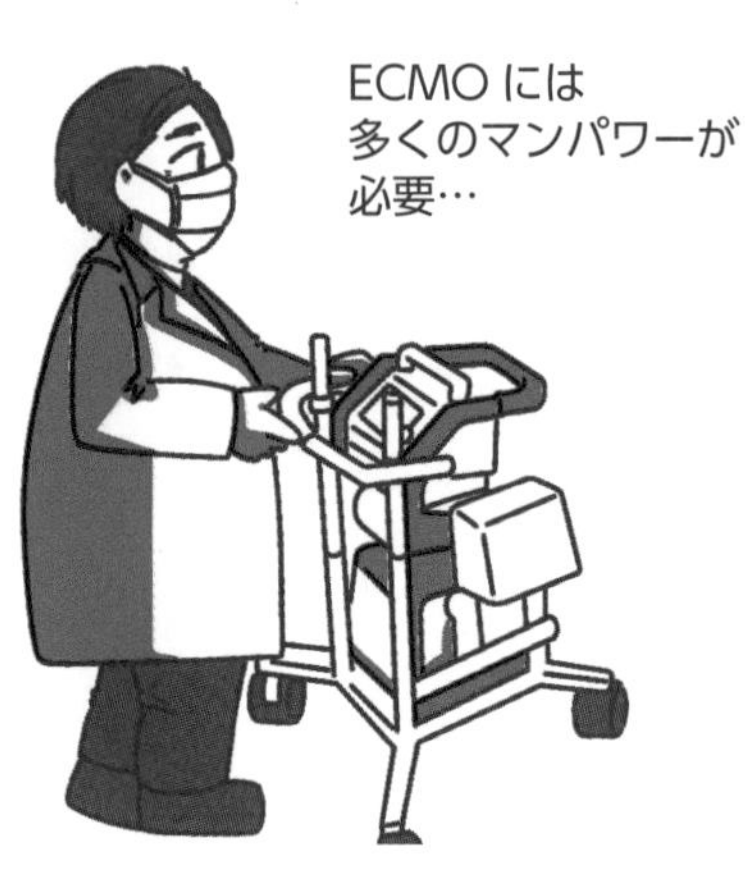

そうなると、通常の診療や治療にも大きな影響が出ます。もう、医療崩壊というよりは、まさに戦時のような状況になります。これは絶対に避けなければなりません。

今回の新型コロナウイルスの治療にあたっては、東京だけで2万床は必要といわれていますが、2020年5月11日時点で、まだ3千3百床程度しかなく必要数の20％以下です。第2波、第3波がくるとすると、この点も非常に心配です。

◉感染経路と飛沫感染に加えてエアロゾル感染にも注意！

現在のところ新型コロナウイルスの主な感染経路は、飛沫感染（咳やくしゃみに含まれるウイルスを吸入して感染するケース）と接触感染（感染者が飛散させた唾液や痰などが物などに付着し、その汚染された物などに触ることにより感染するケース）です。

さらに、最近ではエアロゾル感染の危険性も指摘されています。特に医療の現場では、検査や患者さんの処置の際に多発している可能性が大きいといえます。

実は勘違いをされている方も多いのですが、空気感染とエアロゾル感染は全く別のものなのです。

空気感染は本当に空気中に撒き散らす感染で、今回の新型コロナウイルスでは今のところこの空気感染は確認されていません。一方で、今、クラスター感染等でも問題になっているのがエアロゾル感染です。

エアロゾル感染は、唾が小さくなったようなウイルスを含んだ水の粒子が空気中を浮遊している間に、それを吸引してしまうタイプの感染です。特に、湿っている場所にウイルスが残ると、場合によっては3時間ぐらい経過しても感染力があるといわれています。ライブハウスなどでのクラスター感染は、まさにこの感染です。

バスでの車内感染を解析した中国の論文では、感染した患者さんが座った席の3つ、4つ先の席の人が感染し、さらにその人が降りた後に同じシートに座った人も感染しました。つまり、このケースもエアロゾルが漂っていたということになります。

小池百合子東京都知事が要請した、感染拡大を防止するための「密閉」「密集」「密接」の3密を避けるという理由が、まさにこのエアゾール感染の予防のためなのです。

また、感染してから症状が表れるまでの期間は3～5日（最大14日）とされており、それまでの長い期間に感染を広げる可能性もあるといわれています。

さらに、先ほども申し上げました通り、新型コロナウイルスは感染しても症状が出ないケースも多いことがわかっていますが、感染していても症状がない人と症状がある感染者とは同程度のウイルス数を持っているとの報告もあります。

そのため本人が感染に気付かないまま周囲に感染を広げているケースも少なくないと考えられており、これが感染拡大の一因といわれています。

◉夏のエアコンが効いた密閉空間は要注意！

飛沫感染や接触感染の予防には、手洗いや手指の消毒を徹底し、マスクの着用が有効です。特に、新型コロナウイルスに限らずエンベロープ型のウイルスはアルコールや石鹸にも弱いので、手洗いは非常に効果的です。

また、ドアノブ等の金属の上やプラスチックの上でも、ウイルスが2〜3日生きているケースもあり、接触部分はこまめにアルコール等で拭くといったことも感染予防には重要と思われます。

日本では少し解消されてきたようですが、まだまだ世界中ではマスク等の不足の状態が続いています。医療従事者などが発症者と密な接触をする場合は飛沫感染対策として、また咳などの呼吸器症状がある人が着用することはエチケットとして、なるべく「マスクを多用すること」を頭に入れておいていただければと思います。

緊急事態宣言は解除されましたが、いまだに全国的に換気の悪い閉鎖空間における接触感染と思われる事例も散発しており、特に、本格的な夏を迎えるにあたって、エアコンが効いた密閉空間は非常にリスクが高くなると予想されます。

冷房をつけたまま、換気をほとんどしなければ、空気中に浮遊するウイルスによるエアロゾル感染のリスクが格段に高まることになり、最大限の注意が必要です。

感染者数や死亡率などの数字の議論については、経済的な面も含めていろいろな議論があることは十分承知しています。ただし、はっきり申し上げたいのは医学的にみて、新型コロナウイルスはインフルエンザとは全く違うということが事実として明らかになっているということです。

何も対策を講じなければ、スペイン風邪と同じことが起こる可能性を数字は示唆しています。それを一生懸命封じ込めてきているのが、今までの日本の姿です。逆を言えば、精一杯努力して、やっとこの程度ということでもあるのです。つまり、この努力がどこかで途切れてしまうと、そこで元の木阿弥という可能性もあるわけです。

少し長い闘いになるかもしれません。しかし、明けない夜はありません。必ず克服できます。

ですからもうしばらくは、なるべくテレワーク等の導入を推進しながら、不要不急の外出の機会をできるだけ減らすことが大切です。そして手洗いやうがい、マスクの着用などを徹底して「油断せず」、かといって「必要以上に怖がらず」、正しい情報を入手しながらメリハリのある日常生活を送っていただければと思います。

ポイント

＊新型コロナウイルスは感染しても軽症や無症状の人の割合が80％、さらにそれらの人間が他の人に感染させている可能性が大きい。
＊重症化するケースでは、そのスピードが非常に速い。朝、具合が悪くなってその日の夜に人工心肺装置につながれるケースも。
＊ＰＣＲ検査は検査結果の正確性が70％という報告も。一度の陰性で安心しないこと。
＊今後は抗原・抗体検査も増えてくるであろう。
＊新型コロナウイルス向けの治療薬も徐々に使用できる方向に。
＊ＥＣＭＯ（体外式膜型人工肺）は最終手段。重症患者の50％が助かるが後遺症も残る。
＊新型コロナウイルスの治療でＥＣＭＯを使うと、インフルエンザの治療の時の5～6倍の手間がかかる。
＊感染経路は飛沫感染、接触感染とエアロゾル感染。特にクラスターはエアロゾル感染の可能性が高い。
＊空気感染とエアロゾル感染は全く別。「3密」回避はエアロゾル感染予防のため。
＊夏に向けて、エアコンを使用している密閉空間は要注意。
＊新型コロナウイルスはインフルエンザと違って高温多湿でも感染力は落ちない可能性が大きい。

【参照】
http://www.kansensho.or.jp/uploads/files/topics/2019ncov/covid19_drug_200430.pdf

番外編

◉ちなみにウイルスとは

ちなみに、ウイルスには今回の新型コロナウイルスを含めたコロナウイルスやインフルエンザウイルスなど、いろいろな種類があります。生物と似たような構造を持ってはいますが、生物の最小単位となる細胞がありません。また、栄養を摂取したりエネルギーを生産したりしませんし、自力で動くことも自力で増殖することもできません。

大きさは約20〜300nmといわれ、細菌のように光学顕微鏡で見ることができず、電子顕微鏡でしか確認することができません。また、人間は3万の遺伝子を持っていますが、大腸菌は4000、そして例えばエイズウイルスの遺伝子がたった9個しかありません。

そのため、現時点でもウイルスが生物であるかどうかは専門家の間でも意見が分かれるところです。

主なウイルスによる感染症には風邪やインフルエンザ・水疱瘡（みずぼうそう）・おたふくかぜ・麻しん（はしか）・風しん・ウイルス性肝炎（A型・B型・C型）・デング熱・エボラ出血熱 等があります。

その中でも一番身近な一般的に「風邪」といわれる症状を引き起こすウイルスではライノウイルスやコロナウイルスなどがあり、さらに、いくつかのウイルスに同時に感染することもあります。

先ほども申し上げました通り、ウイルスは、自力で増殖することはできませんが、自分を複製するための遺伝子は持っています。そこで、複製（コピー）できる仕組み（設備）を持っている細胞の中にもぐり込んで、自分の遺伝子をコピーさせます。動物細胞はもちろん、植物細胞や細菌細胞にももぐり込んでコピーすることができます。ちなみに、このコピーをするときに発生するミスコピーが、俗に言う突然変異の原因といわれています。

ウイルスが感染して自分を増幅させる方法を簡単にご説明しましょう。

まず、ウイルスは自分の遺伝子情報となる核酸を包んでいる、「カプシド」の結合蛋白やその外にあるエンベロープと呼ばれる膜、またはそこから突起しているスパイクが､宿主となる細胞の表面の受容体（レセプター）に結合します。このとき、どの細胞に結合できるかはそれぞれのウイルスに対するレセプターを細胞が持っているかどうかに依存します。ヒトに感染するウイルスとヒトに感染しないウイルスがあるのはこのためです。

そこから、ウイルスは細胞の食作用を利用して細胞の小胞に侵入したり、自身のエンベロープと宿主細胞の細胞膜を融合させたり、自身の尾部の管を使って核酸を細胞の細胞質に注入したりといったさまざまな方法で、細胞に入り込みます。

次に、カプシドごと細胞内に侵入したウイルスはいったんカプシドを分解して核酸（遺伝子）が宿主内を遊離します（脱穀といいます）。この状態のときは、ウイルスがいったん消えたようになります（暗黒期といいます）。

ウイルスの複製のしくみ

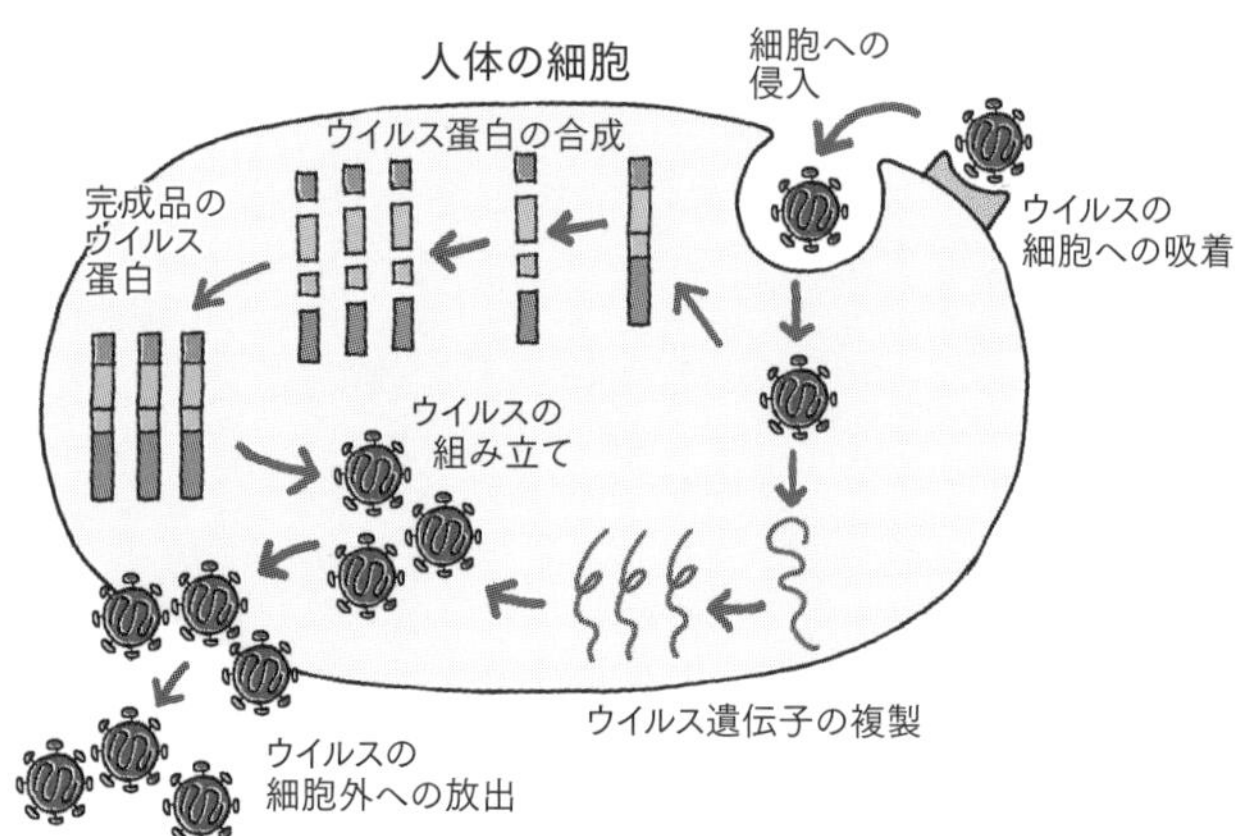

細胞内では、細胞の複製組織（リボソームなどのタンパク質合成系）を勝手に使って、自身の遺伝子を大量にコピーしていきます。そして、別々に合成された核酸とタンパク質を、細胞内でウイルスコピーの完成品として再度組み立てます。

最後に、この大量にコピーされたウイルスは、宿主の細胞膜や核膜をかぶって出芽したり、宿主の細胞が死んだりすることで、宿主細胞の外に放出されていくというわけです。

第2章

新型
コロナウイルス
との闘い

人類が直面する新たな敵・新型コロナウイルス。いまや世界の注目は、この厄介なウイルスに対抗するための「ワクチン開発」へと注がれている。日本でも複数の研究機関において、急ピッチで進められる新型コロナウイルスのワクチン開発。その最前線に立つ中での、闘いのプロセスを記したい。

◉新型コロナウイルス　ワクチンの開発

第1章では、世界的なパンデミックとなった新型コロナウイルスに関して解説してきました。現在、感染はいったん沈静化しているように見えます。しかし、いまだに世界各国では、国境封鎖や感染地域からの入国制限、都市封鎖（ロックダウン）などが散見され、完全に終息するまでにはかなりの時間がかかると予想されます。

日本でも、非常事態宣言はいったん解除されましたが、いまだ外出や集会の制限など市民の生活へ影響は続いており、社会や経済に対して甚大な被害が出ています。さらに、万一、第二波、第三波の感染拡大が起これば、再度の非常事態宣言やロックダウン、さらには医療崩壊の危険性も十分にはらんでいます。

社会が完全に日常に戻れない大きな原因の1つは、特効薬とワクチンがないことです。

実は現在、私はアンジェス株式会社（山田英 代表取締役社長 以下：アンジェス）と大阪大学と共同で、新型コロナウイルス向けのＤＮＡワクチンの開発をスタートさせています。２０２０年3月5日に発表し、4月4日にはＷＨＯ（世界保健機関）が公開するワクチン開発機関リストにも掲載されました。

そこでこの章では、新型コロナウイルスのワクチン開発について詳しくお話ししていきたいと思います。

◉なぜ抗ウイルスのワクチン開発が進まないのか？

ウイルスによる感染拡大を防止するためには、ワクチンが欠かせません。現在、新型コロナウイルスに関しても、世界中の医薬品企業や研究機関等で多くの研究者たちがワクチン開発に取り組んでおり、その数はすでに１００以上ともいわれています。

DRAFT landscape of COVID-19 candidate vaccines – 4 April 2020

2 candidate vaccines in clinical evaluation

Platform	Type of candidate vaccine	Developer	Coronavirus target	Current stage of clinical evaluation/regulatory status- Coronavirus candidate	Same platform for non-Coronavirus candidates
Non-Replicating Viral Vector	Adenovirus Type 5 Vector	CanSino Biological Inc./Beijing Institute of Biotechnology	COVID-19	Phase 1 ChiCTR2000030906	Ebola
RNA	LNP-encapsulated mRNA	Moderna/NIAID	COVID-19	Phase 1 NCT04283461	multiple candidates

60 candidate vaccines in preclinical evaluation

Platform	Type of candidate vaccine	Developer	Coronavirus target	Current stage of clinical evaluation/regulatory status- Coronavirus candidate	Same platform for non-Coronavirus candidates
DNA	DNA plasmid vaccine Electroporation device	Inovio Pharmaceuticals	COVID-19	Pre-Clinical	Lassa, Nipah HIV Filovirus HPV Cancer indications Zika Hepatitis B
DNA	DNA with electroporation	Karolinska Institute / Cobra Biologics (OPENCORONA Project)	COVID-19	Pre-Clinical	
DNA	DNA plasmid vaccine	Osaka University/ AnGes/ Takara Bio	COVID-19	Pre-Clinical	
DNA	DNA	Takis/Applied DNA Sciences/Evvivax	COVID-19	Pre-Clinical	
DNA	DNA plasmid vaccine	Zydus Cadila	COVID-19	Pre-Clinical	

新型コロナウイルス感染症向けワクチン開発機関リスト

ただ残念ながら、その多くは実用化までに最低1～2年という時間がかかると思いますし、途中でストップするケースも少なくないでしょう。

そもそもワクチンの開発は、本当に大変なことなのです。考えてみれば、「あっ、そうか」という部分なのですが、まず「ワクチンは健康な人に投与される」ということです。

医薬品の場合は疾病に罹患した人が対象となりますので、臨床試験の段階や実際に投与される段階でも、ある程度のマイナス面もプラス面との相殺で考えることができます。

しかし、ワクチンの場合は、投与したことで健康な人が病気になってしまったら、それこそ大問題となります。医薬品で求められる高いハードル以上の、さらに高い最高水準の有効性と安全性が求められるわけです。

ワクチンの有効性は、「発症予防効果」で判断します。つまり、ワクチンを打たなかった場合とワクチンを打った場合を比べて、「どれだけ発症する患者数を減らせたか」という指標で表されます。

発症予防効果は、感染症の種類によって異なります。例えば、はしかの場合は発症予防効果が90％以上という研究報告もあります。これは予防接種の効果が、一生涯続くとされているからです。

一方、例えば季節性のインフルエンザではその数字は一気に低くなり、65歳以上の健常な高齢者に対しての発症予防効果は、約45％であったとの研究報告もあります。しかもインフルエンザの場合は、その効果は数カ月しかありませんので、毎年ワクチン接種を受ける必要があります。

つまり、流行性のウイルスに対するワクチンは、感染や発症を１００％防ぐことはできないということになります。しかし、ワクチンを打てば感染者の数を減らすことは可能ですし、感染しても重症化を予防できます。しかも、ワクチンを打った人は感染をしていないのに免疫を持つことになりますので、集団免疫が獲得できる可能性も高まるのです。

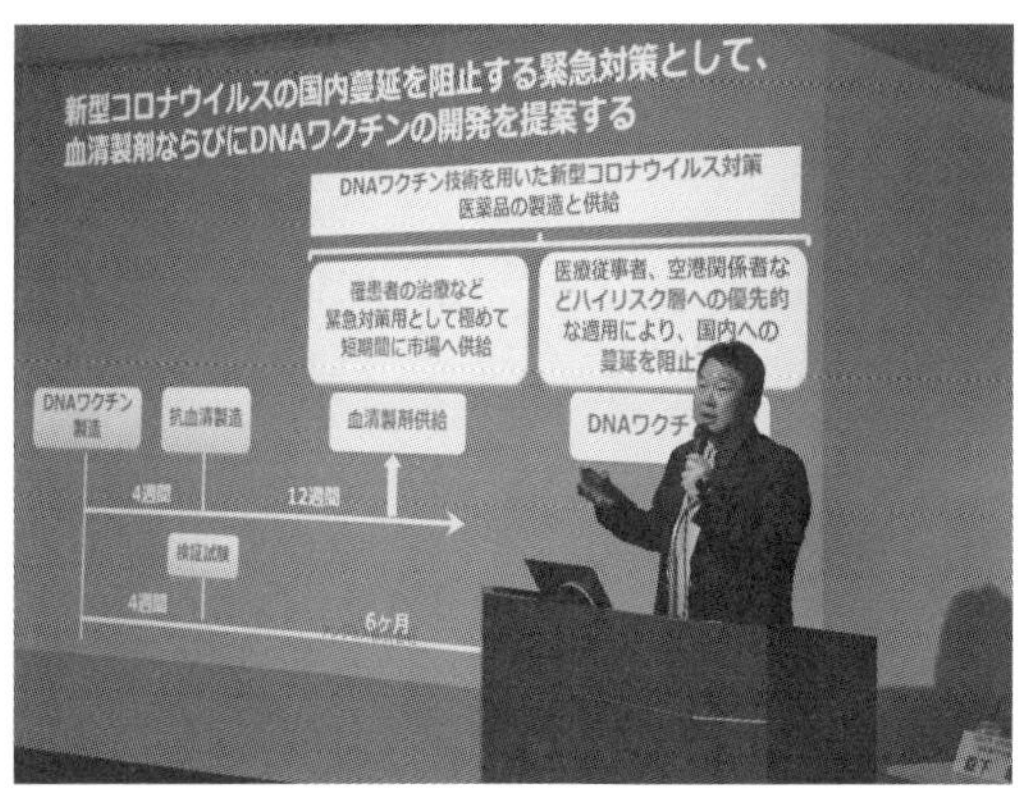

ワクチン開発発表時の写真

ワクチンの場合、体内で免疫学的に起こる反応が問題となることがあります。これを「副反応」と言います。つまり薬の「副作用」と同じと考えていただければわかりやすいと思います。副反応には、針を刺した部位が腫れたり、ズキズキ痛んだりする「局所反応」と、発熱やリンパ節が腫れるなどの「全身反応」があり、投与後数日以内に起こるケースが多いです。

特に、重篤な「副反応」では死亡・障害、またその恐れのある症例、後世代における先天性の疾患・異常などがあります。よって、発症予防効果がいくら高くても、副反応のリスクが大きければ、開発はストップされてしまいます。

さらに、開発途中で対象の感染症が終息してしまったり、また他社が先駆けてワクチン開発に成功して実用化されてしまえば、おのずと開発を中止せざるを得ないという局面を迎えます。ＳＡＲＳやＭＥＲＳの感染拡大時は、ワクチンの開発中に感染が終息してしまったために、ワクチンができなかったといわれています。

さらに、ウイルスは変異をしていきます。つまり、ワクチンができたときにはその対象のウイルスの形が変わってしまっている可能性が、多分にあるのです。インフルエンザのワクチンでは、このケースが散見されます。

また、ワクチン開発は経営的に見て、利益を出すことが難しいという問題もあります。そのため、多くの製薬企業はなかなか手を出しません。エボラ出血熱に対するワクチン開発がなかなか進まないのは、こういった理由からだともいわれています。

◉ワクチンの種類

ワクチンは基本的に、生ワクチンや不活化ワクチン、ウイルスの遺伝子やタンパク質を利用したものなど約6種類があります。

中でも圧倒的に多いのは、病原体となるウイルスや細菌の毒性を弱め、病原性をなくしたものを原材料として作られる「生ワクチン」と、病原体となるウイルスや細菌の感染する能力を失わせた（不活化や殺菌）ものを原材料として作られる「不活化ワクチン」です。

生ワクチンは、弱毒化してはいますが発症のリスクもほんの少しですが残りますので、妊婦さんや免疫不全の患者さん等には使えません。皆さんにも馴染みのある〝はしか〟や〝水痘〟〝おたふくかぜ〟等のワクチンがこのタイプです。

一方で、不活化ワクチンは、発症のリスクはないために全ての人に使用できますが、生ワクチンに比べて作り出される免疫力が弱いため、1回の接種では十分でな

DNA ワクチンと従来のワクチンの比較

	DNA ワクチン	弱毒性ワクチン	不活化／成分ワクチン
免疫応答			
体液性免疫　B 細胞	+	+++	+++
細胞性免疫　Th1 細胞	+++	+／−	+／−
CTL	++	+++	+／−
抗原提示	MHC クラスⅠ/Ⅱ	MHC クラスⅠ/Ⅱ	MHC クラスⅡ
免疫記憶			
体液性免疫	+++	+++	+++
細胞性免疫	++	+++	+／−
製造			
開発・生産の容易さ	+++	+	++
開発経費	+++	+	+
運搬・保存	+++	+	+++
安全性	+++	++	+++

四国医誌　60巻5，6号　133〜139 DECEMBER 20. 2004(平16)

く、何回か追加接種が必要になります。〝ポリオ〟〝破傷風〟〝インフルエンザ〟などのワクチンではこのタイプが使われています。

そして、今、注目を集めているのが、ウイルスの設計図ともいえる遺伝情報を使う「遺伝子ワクチン」です。我々が開発している「新型コロナウイルスワクチン」はこの遺伝子ワクチンの1つ「DNAワクチン」になります。

病原体となるウイルスや細菌ではなく、ウイルスの遺伝子を使ってワクチンを作るため、安全性への懸念は非常に少ないとされています。さらに、急に感染拡大が起こってもウイルスのゲノム情報が公開されればすぐに開発に着手できますので、特に、今回のようなパンデミックの感染症のケースでは、迅速に対応することができます。

また、不活化ワクチンはウイルスを入手してからそれを不活化して生産するために約半年程度かかるのに対して、遺伝子ワクチンでは必要なものはウイルスの遺伝子情報だけですので、短時間で開発できるのも大きな利点です。

また、実用化の段階では、「生ワクチン」や「不活化ワクチン」は「有精卵」というヒヨコになる前の卵を使いますので、有精卵を得るために時間がかかりその数も限られますが、例えば「ＤＮＡワクチン」では、ウイルス遺伝子を組み込んだプラスミドと呼ばれるＤＮＡ分子を大腸菌を使ってタンクで培養できるために、ワクチンの大量生産が可能なのです。

ここからは、現在開発中の新型コロナウイルスワクチンに関してご説明していきましょう。

ポイント

＊新型コロナウイルスの感染問題がなかなか終息できないのは、特効薬とワクチンがないのが大きな理由。
＊ワクチンの開発は非常に難しい。1つは健康な人に投与するための効果と安全性のハードルが高い。
＊ワクチン開発は、開発中に感染が終息してしまう可能性もあり、さらに利益が出しづらい事業でもあるためなかなか開発が進まない。
＊遺伝子ワクチンは病原体となるウイルスや細菌ではなく、ウイルスの遺伝子を使ってワクチンを作るため、安全性への懸念は非常に少ない。
＊DNAワクチンはゲノム情報が公開されればすぐに開発に着手できるため、パンデミックの感染症のケースでは迅速に対応できる。
＊遺伝子ワクチンは鶏卵を使った従来の製造法に比べて、大腸菌などを使ってタンクで培養できるため、短期間でかつ低コストで製造できる。

◉新型コロナウイルスワクチン

さて、私が現在、アンジェスと大阪大学と共同で開発しているのが、新型コロナウイルスに対する「DNAワクチン」です。すでに、それぞれの専門分野で日本を代表する企業が、このワクチン開発に参画しています。

臨床応用を目指した研究は大阪大学の臨床遺伝子治療学、先進デバイス分子治療学、健康発達医学の研究者たちが担当、製造はプラスミドDNAの製造技術を持つタカラバイオ株式会社が担当し、プラスミドDNAを産生する組換え大腸菌を使って、非臨床試験(GLP：Good Laboratory Practice)試験に使えるDNAワクチンの原薬が、3月24日に世界最速日数(20日間)で完成しています。

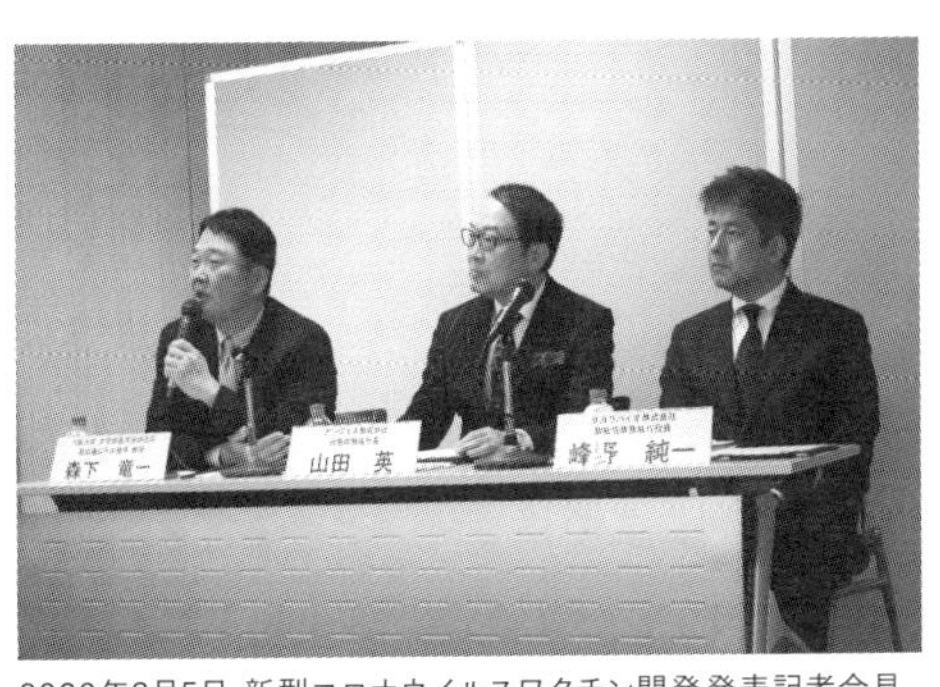

2020年3月5日 新型コロナウイルスワクチン開発発表記者会見。向かって左が筆者

さらに、皮内への遺伝子導入法の開発に関しては、皮内での遺伝子発現効率を高める目的で、針を用いることなく薬液を特定の組織内に送達できる新規投与デバイス「アクトランザ™ラボ」の技術を持つ株式会社ダイセル、ペプチド技術を活

用した抗体産生力を高めて、より有効性の高いＤＮＡワクチンの開発では株式会社ファンペップと株式会社ペプチド研究所、さらにＡＩを活用したＤＮＡワクチンの改良ではフューチャー株式会社、動物を使った前臨床試験と実際の患者さんでの臨床試験では、株式会社新日本科学とＥＰＳホールディングス株式会社、そして生体内の代謝物質を測定する独自の解析手法を持つヒューマン・メタボローム・テクノロジーズ株式会社、大量生産するためにＡＧＣ株式会社とシオノギファーマ株式会社が参加してくれています。

また、吉村洋文大阪府知事および松井一郎大阪市長のリーダーシップのもと、大阪府、大阪市、大阪大学、公立大学法人大阪、大阪府立病院機構および大阪市民病院機構で、２０２０年４月14日、「新型コロナウイルス感染症にかかる予防ワクチン・治療薬等の研究開発に係る連携に関する協定」を締結し、地域で新型コロナウイルスに立ち向かう体制を整えました。

皆さんが、この本を手にされている頃には、すでにＤＮＡワクチンの臨床治験が

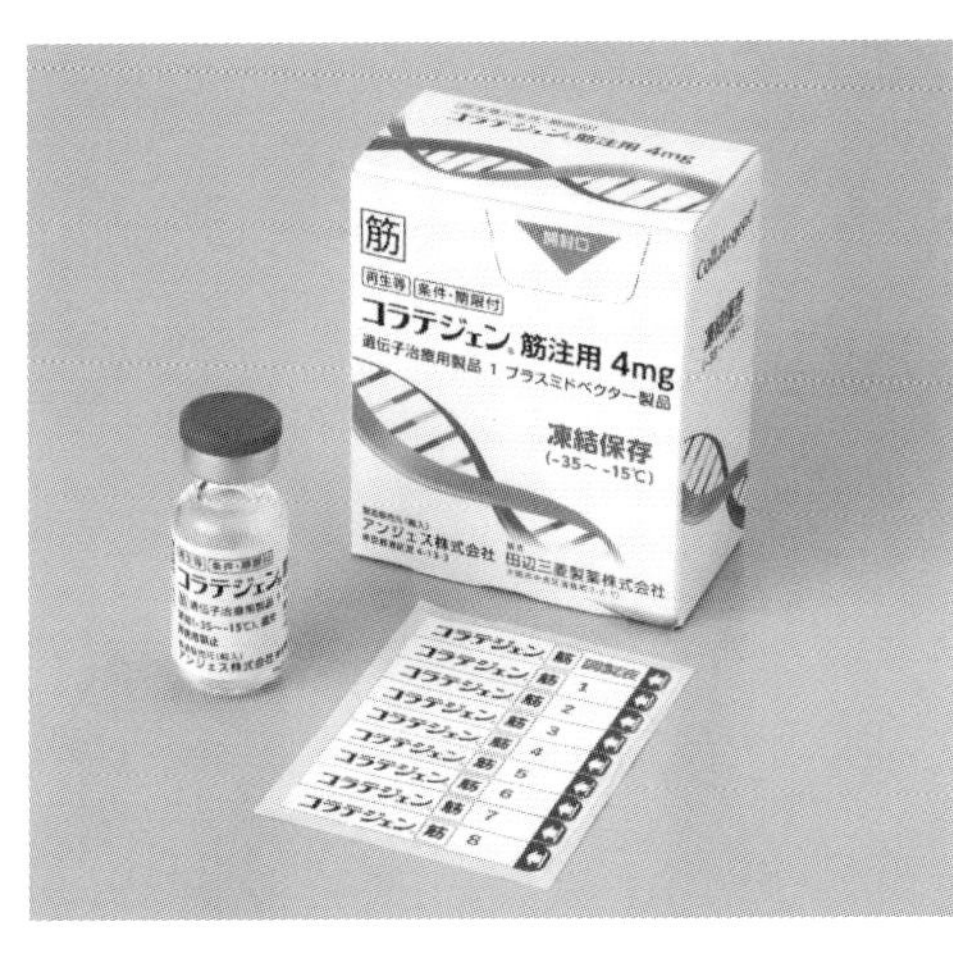

アンジェスが開発した、日本で初めての遺伝子治療薬「コラテジェン」

始まっているかもしれません。

このプラスミドＤＮＡを使ったワクチン開発に至った経緯をたどれば、元々はアンジェスが血管再生の遺伝子治療薬「コラテジェン」を開発したことにさかのぼります。「コラテジェン」は日本で初めての遺伝子治療薬で、「慢性動脈閉塞症の潰瘍の治療薬」として２０１９年３月に〝条件および期限付製造販売承認〟を取得し、２０１９年９月に田辺三菱製薬株式会社から販売が開始されました。

この「コラテジェン」はヒト肝細胞増殖

因子（ＨＧＦ）を発現する「プラスミドＤＮＡ」と呼ばれる遺伝子を使い、投与されると標的細胞である下肢の筋肉細胞内に取り込まれて細胞内で転写・翻訳されてＨＧＦを産生・分泌します。そして、このＨＧＦができることで、その血管新生作用によって虚血部位の血管の数や局所の血流量を増加させて、虚血状態を改善するというものです。

現在、国内では正式承認に向けて、投与された患者さんのデータを集めている他、疼痛の改善に関する臨床治験も行っており、多くの患者さんに使用できるように適応拡大をしようとしています。

また、「コラテジェン」に関しては、これまで対象とした患者さんと比べて下肢切断リスクの低い患者さんを対象としたアメリカでの臨床試験も実施しており、アメリカでの発売を目指しています。

ちなみに、このコラテジェンは、「プラスミドＤＮＡを用いた」「ＨＧＦ遺伝子を使った」「血管新生の作用を示す遺伝子治療」の３つの技術で世界初となります。

◉遺伝子情報を使って抗体を作る

さて、話を新型コロナウイルスDNAワクチンに戻しましょう。

第1章でお話ししました通り、この新型コロナウイルスは「一本鎖プラス鎖RNAウイルス」といわれるもので、ウイルスの表面のエンベロープ（膜）に、花弁状のスパイク蛋白の突起を持っています。

実はこの新型コロナウイルスのスパイク蛋白は、2003年に流行したSARSウイルス（SARS-CoV）のスパイク蛋白とアミノ酸配列が非常に似ていて、分子レベルではほぼ同一の構造を持つことがわかっています。

新型コロナウイルスのスパイク蛋白は、ヒトの体内に入ると細胞表面にある受容体（レセプター）である「ACE2」というタンパク質に付着します。

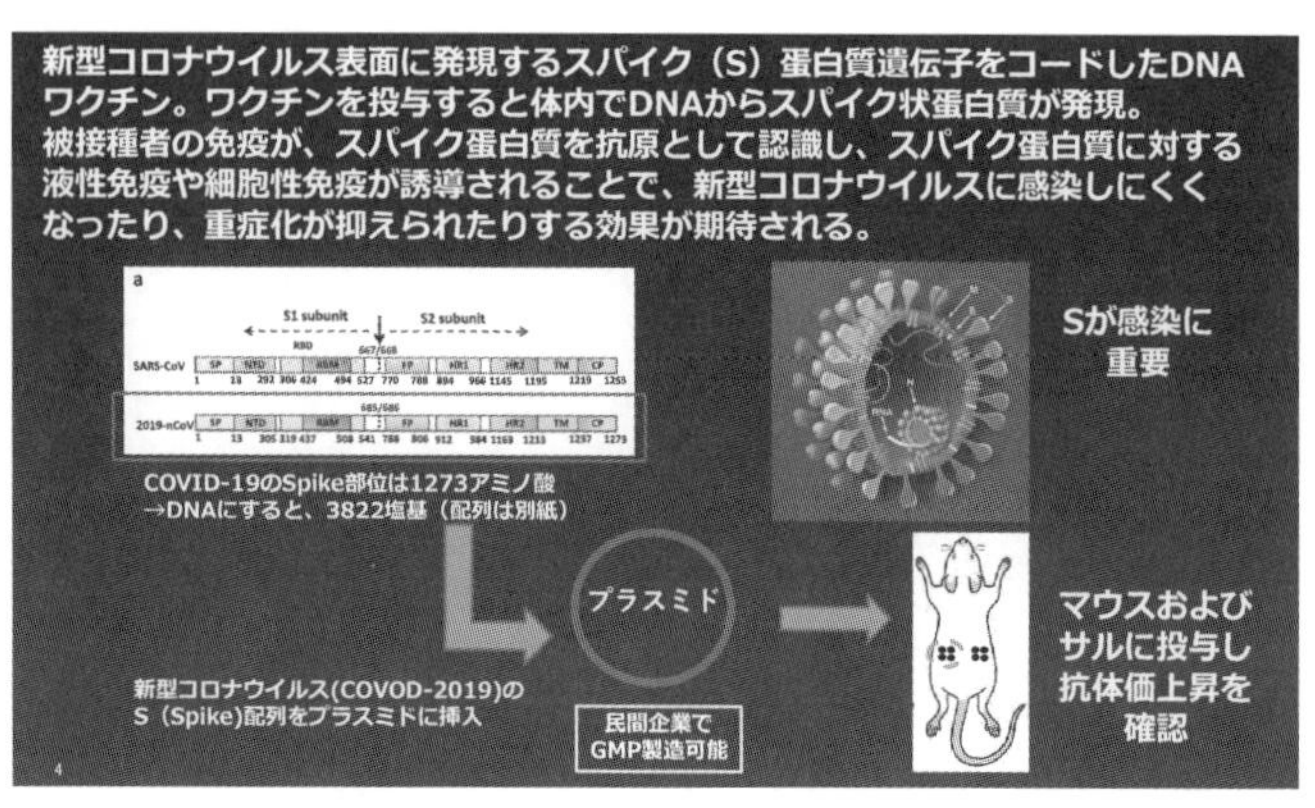

ＡＣＥ２は新型コロナウイルスが結合すると構造が変化して、細胞膜とエンベロープが融合する状態になり、ウイルスのＲＮＡが細胞の中に侵入してきます。つまり、スパイク蛋白は感染における鍵で、ＡＣＥ２は鍵穴になるわけです。

その後、細胞内に侵入した新型コロナウイルスは細胞のタンパク質合成システムを勝手に使って、細胞のＲＮＡを新型コロナウイルスのコピーに変換して、感染性を有する新型コロナウイルス粒子を次々に生んでいきます。この粒子を専門用語で「ビリオン」と言います。

わずか数時間で１つの細胞に数万個のビリオンを作ることができるといわれており、これらが放出されて次の細胞に付着し感染が広がっていくというわけです。ウイルス感染のスピードが速いのは、このためです。

ウイルスのRNAは、細胞内に新しく作られたビリオンの放出を促すだけでなく、細胞が攻撃されているという情報を免疫系に発信しないように制御したり、細胞の先天性の免疫に抵抗する働きを助けたりといった複合的な機能も持っていますので、このスパイク蛋白の結合部分を抑えることは非常に重要です。

我々が開発しているDNAワクチンは、先ほどコラテジェンのところでもご説明しました、遺伝子を運んでくれるベクター（運び屋）である「プラスミドDNA」に新型コロナウイルスのスパイク蛋白の遺伝子を導入したものです。

DNAワクチンを接種すると、取り込まれた細胞中で新型コロナウイルスと同じ形式のスパイク蛋白だけを発現します。すると、体内の免疫システムはスパイク蛋白を異物として認識し、抗体を作って排除しようとします。

次に本物の新型コロナウイルスが体内に侵入してくると、表面にあるスパイク蛋白を目印にしてそれを排除するように免疫システムが働くという仕組みです。これによって感染を予防するだけでなく、感染しても発症や重症化を抑えたりすることが期待されます。

DNAワクチンは、危険な病原体を一切使用せず、安全かつ短期間で製造できる　〜新型コロナウイルス対策に最適〜

DNAワクチンとは
対象とする病原体のたんぱく質をコードする環状DNA(プラスミド)を接種することで病原体たんぱく質を体内で生産し、病原体に対する免疫を付与する。
弱毒化ワクチンとは異なり、病原性を全く持たないため、安全である。

病原体(ウイルスなど)の表面に露出しているたんぱく質だけを体内で発現させる	病原性を全く持たないため、患者にとって安全である (弱毒化ウイルス製剤に対する優位性)
ワクチンの製造工程で病原体を一切使用しない	危険性の高い病原体であっても安全にワクチンを製造できる
プラスミド製剤の製造法は確立されており、新型のワクチンでも製造工程の条件検討をする必要がない	エボラ出血熱ウイルス等変異率が高く流行株が変化しやすい病原体でも、すぐに最適化したワクチンを製造できる
大腸菌を用いて製造するため、短期間に大量生産することができる	他のワクチン製造法に比べて極めて短期間で製造・供給が可能なため、緊急対策に適している

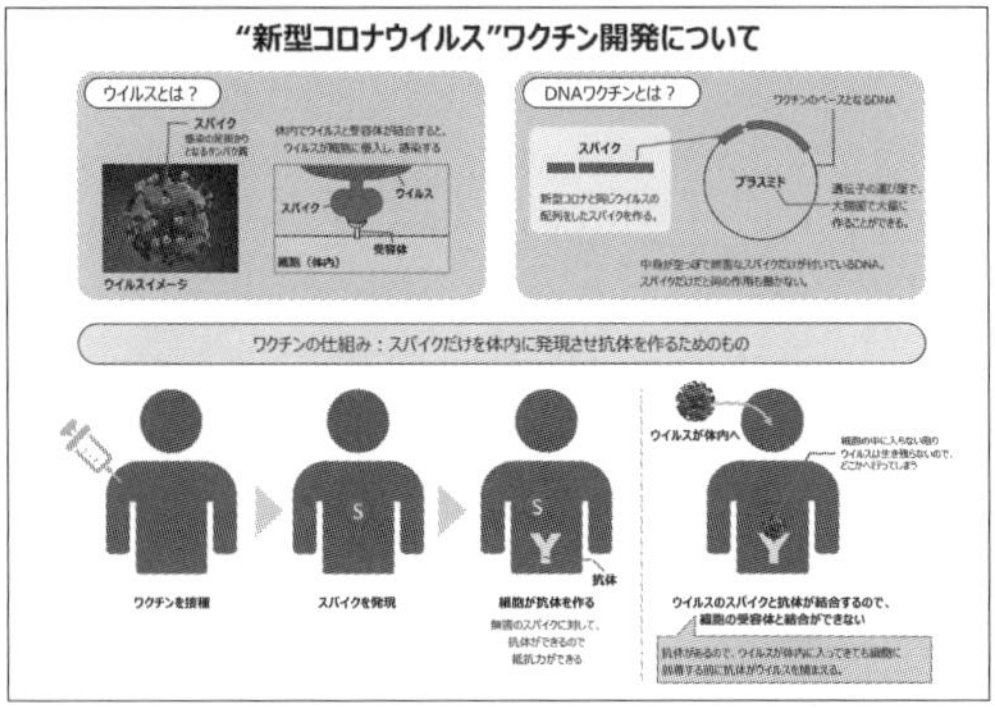

“新型コロナウイルス”ワクチン開発について

アンジェスは以前、エボラウイルスや鳥インフルエンザウイルスに対するＤＮＡワクチンを開発していたアメリカのバイオ企業「バイカル」と提携しており、鳥インフルエンザウイルスが流行しかけたときに一緒に仕事をしていました。そのときの貴重なノウハウも、今回は大きく役立っています。

◉2021年春には100万人にワクチン提供！

生ワクチンや不活性ワクチンは、ワクチン製造用の有精卵を得るために時間を要する上、数も限られているためパンデミック（世界的大流行）なウイルスには向きません。

一方で、DNAワクチンは、プラスミドDNAの入った大腸菌を大きなタンクで大量に増やして抽出すればよいので、1カ月で数十万人分の生産が可能です。さらに、「プラスミドDNA生産には一般的な培養、精製施設で製造が可能」「製剤の安定性に優れる」「長期備蓄が可能」等の数々のメリットもあります。

この本を皆さんが手にする頃には、すでに臨床試験が始まっているかもしれないと先ほど述べましたが、今後少人数での有効性と安全性の試験（P1／2試験）を経て、順調にいけば、2020年10月には本格的な最終の臨床試験を開始し、

２０２１年春には１００万人規模のワクチン提供が実現する見込みです。

さらに、有効性を高めた第二世代の新型コロナ感染予防ＤＮＡワクチンの開発にも同時に着手しており、こちらも２０２１年以降の実用化を目指しています。

蛇足となりますが、アンジェスでは他にも、プラスミドＤＮＡをベースに、血圧を上げるホルモン（アンジオテンシンII）に対する抗体を作る「高血圧のＤＮＡワクチン」の開発にも取り組んでいます。現在、オーストラリアでの臨床治験が行われており、来年には結果が出てきます。こちらも楽しみにしていてください。

◉日本独自でワクチンを持つことが必要

今、世界中で新型コロナウイルのワクチン開発競争が行われています。しかし万一、他国でのワクチン開発が成功したとしても、それが国際的に供給される可能性となると非常に難しい部分があります。生産量に限界があるワクチンは、当然開

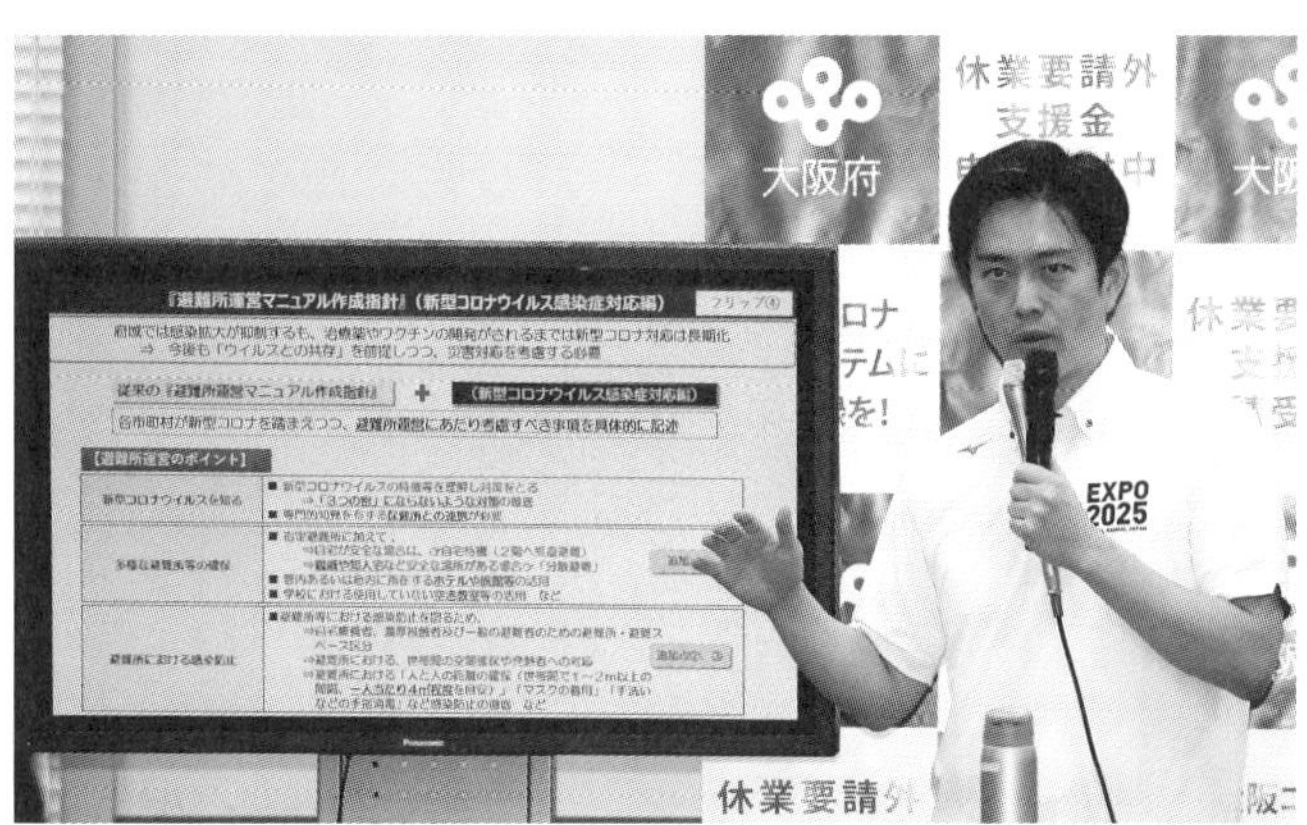

大阪府と大阪市も新型コロナウイルスのワクチン開発を支援。感染対策について会見する吉村洋文大阪府知事　　写真: Pasya/アフロ

発した国が優先となるからです。

つまり、ワクチンは自国で開発し、しかも不測のパンデミックにも柔軟に対応できる体制を早急に整備する必要があります。今回の新型コロナウイルスの感染拡大の局面において、そのことが改めて浮き彫りにされたと思います。

これから、長く続く人類とウイルスとの闘いにおいて、ワクチンは必要不可欠です。アンジェスを中心として、これまで積み上げてきた我々の経験と知見、さらに関係各所の皆さんの英知を結集してこの新型コロナウイルスのワクチン開発に全身全霊をかけて取り組んでいきたいと考えています。

ポイント

＊アンジェスが開発している新型コロナウイルスのワクチンは世界初の血管再生の遺伝子治療薬「コラテジェン」で使ったプラスミドＤＮＡ技術を応用。

＊新型コロナウイルスに対するワクチンは、世界最速日数（20日間）で２０２０年3月にすでに完成済。

＊新型コロナウイルスはエンベロープ（膜）に突き出ているスパイク蛋白を使って細胞内に侵入し、自身のＲＮＡを複製していく。

＊ＤＮＡワクチンはプラスミドＤＮＡを使って新型コロナウイルスのスパイク蛋白の遺伝子情報を利用して、スパイク蛋白だけを体内で作らせ、スパイク蛋白に対する抗体を産生させて、新型コロナウイルの侵入時に免疫機能を発揮させる。

＊ＤＮＡワクチンは従来のワクチンと違って大量生産が可能。１カ月で数十万人分のワクチンを作ることが可能。

＊新型コロナウイルスワクチンは、２０２０年夏にも医療関係者を対象に臨床試験が開始される予定。２０２１年春に本格供給開始を予定している。

＊ワクチンは自国で開発し、不測のパンデミックにも柔軟に対応できる体制を早急に整備する必要がある。

【参照】

ＷＨＯ ＨＰ 新型コロナウイルス関連ページ

https://www.who.int/blueprint/priority-diseases/key-action/novel-coronavirus/en/

新型コロナウイルス感染症向けワクチン開発機関リスト

https://www.who.int/blueprint/priority-diseases/key-action/Novel-Coronavirus_Landscape_nCoV-4april2020.pdf?ua=1

第3章

免疫のしくみを知ろう

今回の新型コロナウイルスや、かつて流行した新型インフルエンザのように、新たなウイルスが出現する脅威は今後も続くと言っていい。そこで不可欠なのが、自身の免疫力をアップさせることで、ウイルスや細菌の感染から身を守ることである。この章では、人間誰もが本来備えている生体防御反応である「免疫」について説明する。

さて、ここまで第1章では２０２０年に入って世界中を震撼させてきた新型コロナウイルに関して、第2章ではその新型コロナウイルスに対するワクチン開発のお話をさせていただきました。

◉ウイルス感染から身を守るために

現在、日本では感染症法という法律の下、我々医師が届出を義務付けられている感染症は、その強度やタイプによって1～5種、合計87種類が指定されています。

1類は感染力・重篤度・危険性が極めて高く、早急な届出が必要になるもので、エボラ出血熱やペスト等全部で7種類、2類が結核や鳥インフルエンザ等7種類、3類がコレラや細菌性赤痢など5種類、4類がデング熱やマラリア、日本脳炎など44種類、そして5類がB型肝炎や風しん、梅毒など24種類です。

さらに、新型インフルエンザが別枠として指定されており、２０２０年2月1日

には新型コロナウイルスが指定感染症として新たに追加されました。（章末参照）

この中には日本では感染の心配がほとんどないものや、ヒトからヒトへの感染の可能性の極めて低いものもある一方で、日常的に感染が起き、重篤化した場合には不幸にも命を落としてしまう危険性のあるものも少なからず含まれています。

さらに、他にもまだわかっていない細菌やウイルスがたくさんあることも十分想定されますし、今回の新型コロナウイルスや２００９年に流行した新型インフルエンザのように、突然変異を起こして今までに存在していなかった新しい「種」が誕生してくることも日常的に起こっています。

もちろん、普段の生活の中でこのようなウイルスや細菌に対して恒久的に注意を払っていくことは重要なのですが、いくら注意をしても感染を１００％防ぐことは到底不可能です。

また、今回の新型コロナウイルスのケースで発動された緊急事態宣言のように、これからも恒久的に社会活動や経済活動を制限しながらこれらの感染源に対して長

免疫力のアップが、ウイルスへの感染から身を守るカギになる

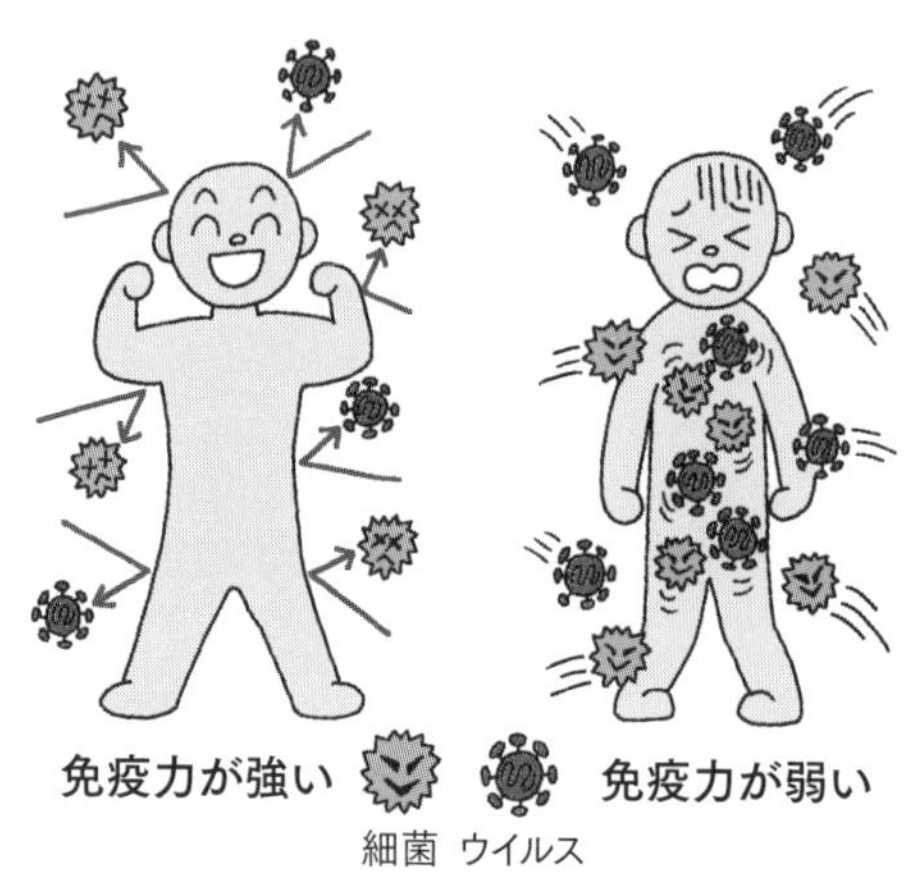

期的に防御していくことも現実的ではありません。

では、どうすればいいのでしょうか？

そこで、この章ではまずは人間が本来備えている生体防御反応である「免疫」についてお話をしていきたいと思います。

日常的にこの免疫力をキープまたはアップさせることが、ウイルスや細菌の感染から身を守る上で非常に重要であるということがご理解いただけるのではないかと思います。

◉生体防御機能と免疫

人間に限らず、動物も植物も生き物はそれぞれの特性に合わせて、ウイルスや細菌などの病原体を含めた「自分とは異なる異物」が体内に侵入することを防いだり、体内に侵入してしまった場合はそれを排除・駆逐して体を守る「生体防御機能」を持っています。

特に生き物としては決して強くない「人間」は、何重にもその生体防御機能をしかも複雑に張り巡らせて自分たちの体を外敵から守っています。

まず、生体防御の第1段階では、皮膚が直接的に異物の侵入を防ぎます。例えば、植物では葉に見られるワックス性の「クチクラ」が、動物では卵の殻や膜、甲羅や鱗、そして皮膚が最前線の防御機能の役割を担います。

皮膚はそれぞれの細胞がしっかりと結合しており、あたかも城壁のような役目を

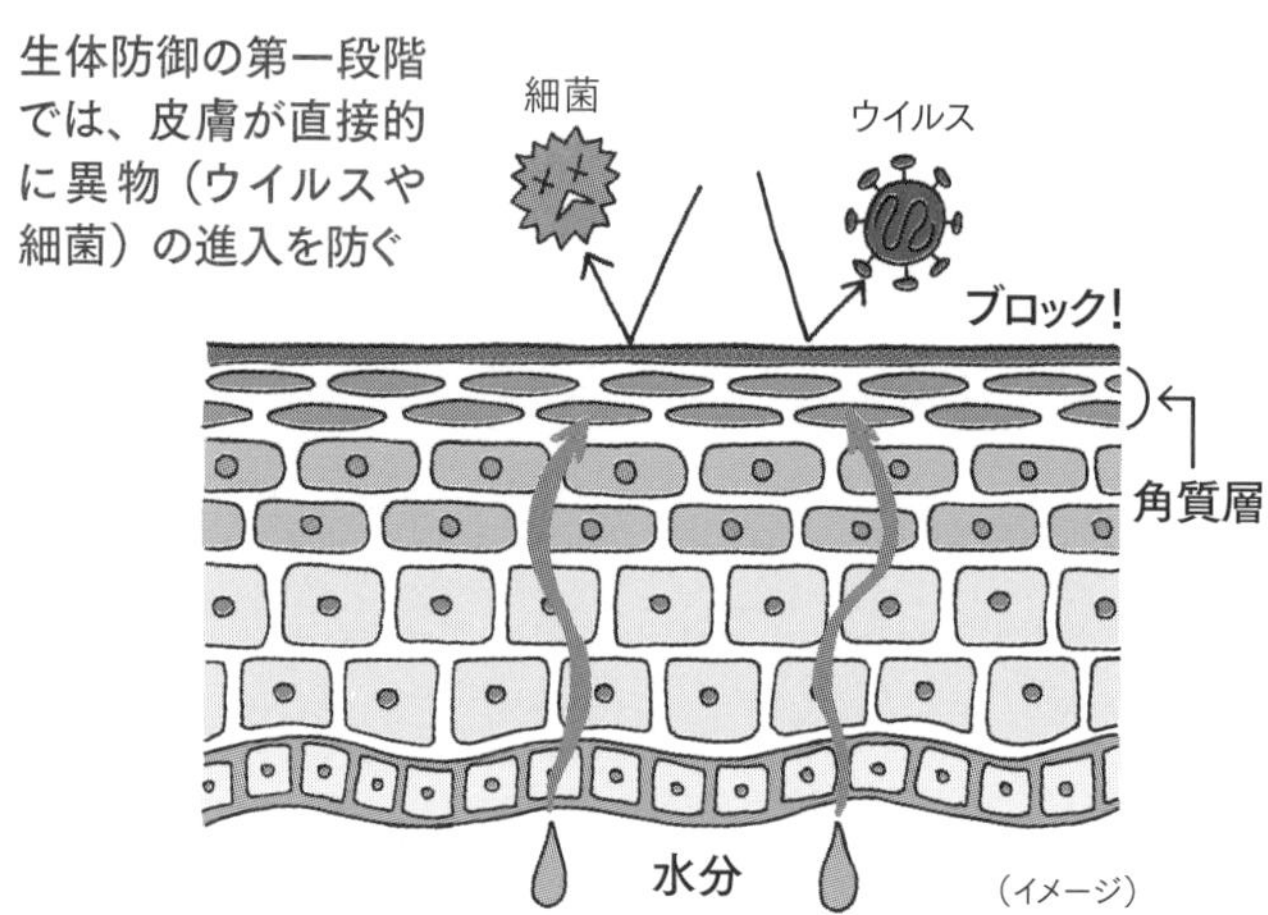

担っています。特に表皮の一番外側である最外層にはケラチンと死んだ細胞が重なり合って角質層を作り、病原体の侵入を物理的に防いでいます。ちなみにこの角質層は体内の水分の蒸発を防ぐ働きもあります。

さらに、皮膚の表面には常在菌が棲んでおり、これも病原体の感染を防いでくれます。その上、汗腺・皮脂腺から出る分泌物は皮膚の表面を弱酸性（pH３〜５）に保ち、細菌の繁殖を防いでくれます。特に、汗や粘液にはリゾチームというタンパク質でできた酵素が含まれており、これが感染性細菌の細胞壁を破壊して細胞を死滅させてくれる機能も持っています。

口から入ったものは口腔から食道を通って胃、小腸、大腸と通過して肛門から排出されます。実は、鼻の穴の中や口腔、食道、胃や腸、さらには尿管や生殖管の中は生物学的には体の中ではなく厳密に言いますと体の外ということになります。ちくわの穴のようなものと言ったらわかりやすいかもしれません。

ここに病原体が入り込もうとすると、鼻や口ではくしゃみや咳によって物理的に異物を排除するシステムや鼻水や唾液による殺菌機能が備わっています。1日1ℓ以上も分泌されているといわれる鼻水も、鼻の穴の粘膜を病原体や異物から守るためのものです。ちなみに、花粉症の症状で鼻水や、くしゃみが多くなるのは、花粉の侵入を防ごうと過剰反応してしまっているためです。

気道を通り抜けてしまった病原体に対しては、胃の中で胃液が対応します。胃液は食べ物を消化するだけでなく、強い酸性の胃液によって、病原体を殺してくれます。特に胃酸は通常pH1〜1.5という強酸性で病原体を殺菌したり、あるいは一部の有害物質を分解することができます。

例えば、コレラ菌は胃酸によってほとんどが死滅してしまいます。しかし一方で、赤痢菌のように胃酸に強い菌や、ヘリコバクター・ピロリ菌のように胃酸を中和して胃の内部で生息するような特異的な病原体も存在します。

近年の革新的な分析技術の発達によって、体の中に共生している細菌の種類や数が次第に明らかになってきました。例えば腸内には約1000種類、約10兆個の細菌が棲んでいることがわかってきています。これらの細菌が群をなしている様子をお花畑に例えて「腸内フローラ」と呼んだりしますが、専門用語では「細菌叢」という言葉を使います。

これらの潜在的に腸内に生息している細菌たちは、侵入してきた病原体に対して、例えば餌場になる部分に病原菌を寄せ付けないようにしたり、pHを調整したり、さらに酢酸や乳酸といった代謝産物を産出して病原体が発症可能な個体数まで増殖できないようにしてくれます。

腸内には約1000種類のさまざまな細菌が棲んでいる

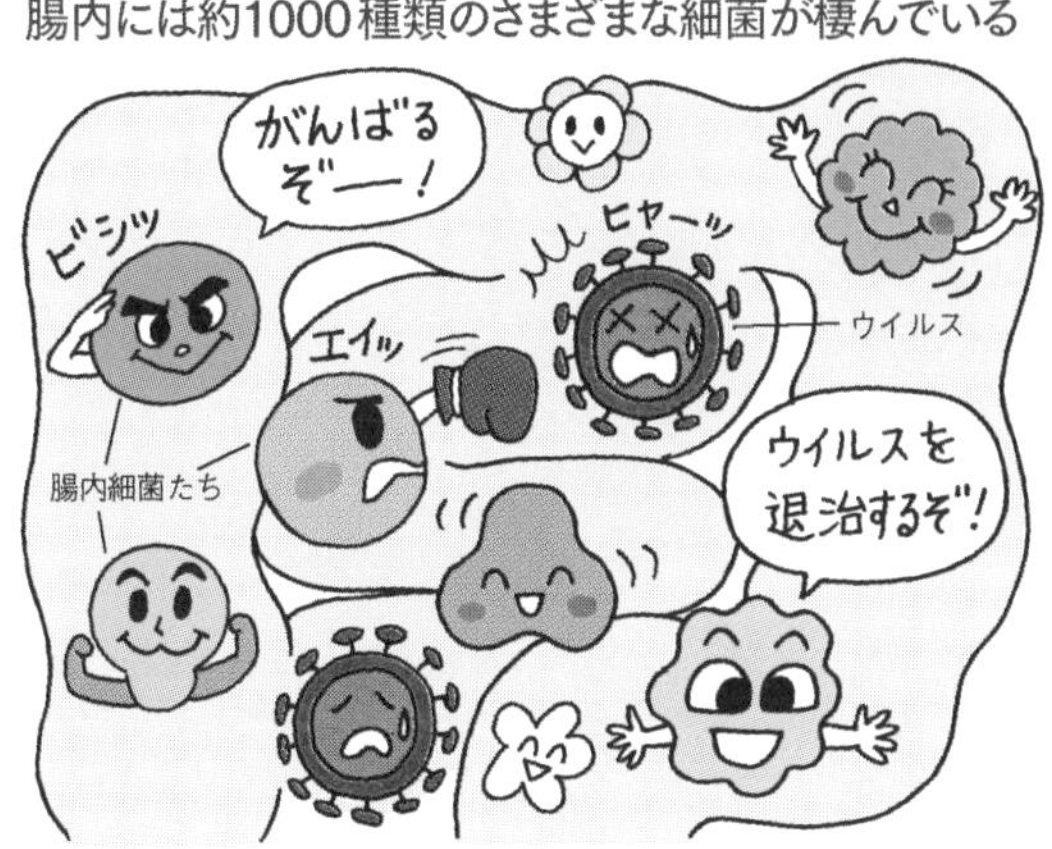

ここで1つ注意しなければならないことは、細菌性の感染症に対して抗生物質が用いられるケースがありますが、大部分の抗生物質は病原体となる細菌と正常な細菌の両方に効果を発揮してしまいます。また、ウイルスには効果がありませんので、抗生物質を使う場合は注意が必要です。

免疫とは

さて、これまでは主に、病原体が体内に入ってこないように体の外での防御に関してお話をしてきました。しかし、それでもこれらの防御機能を破って体内にウイルス

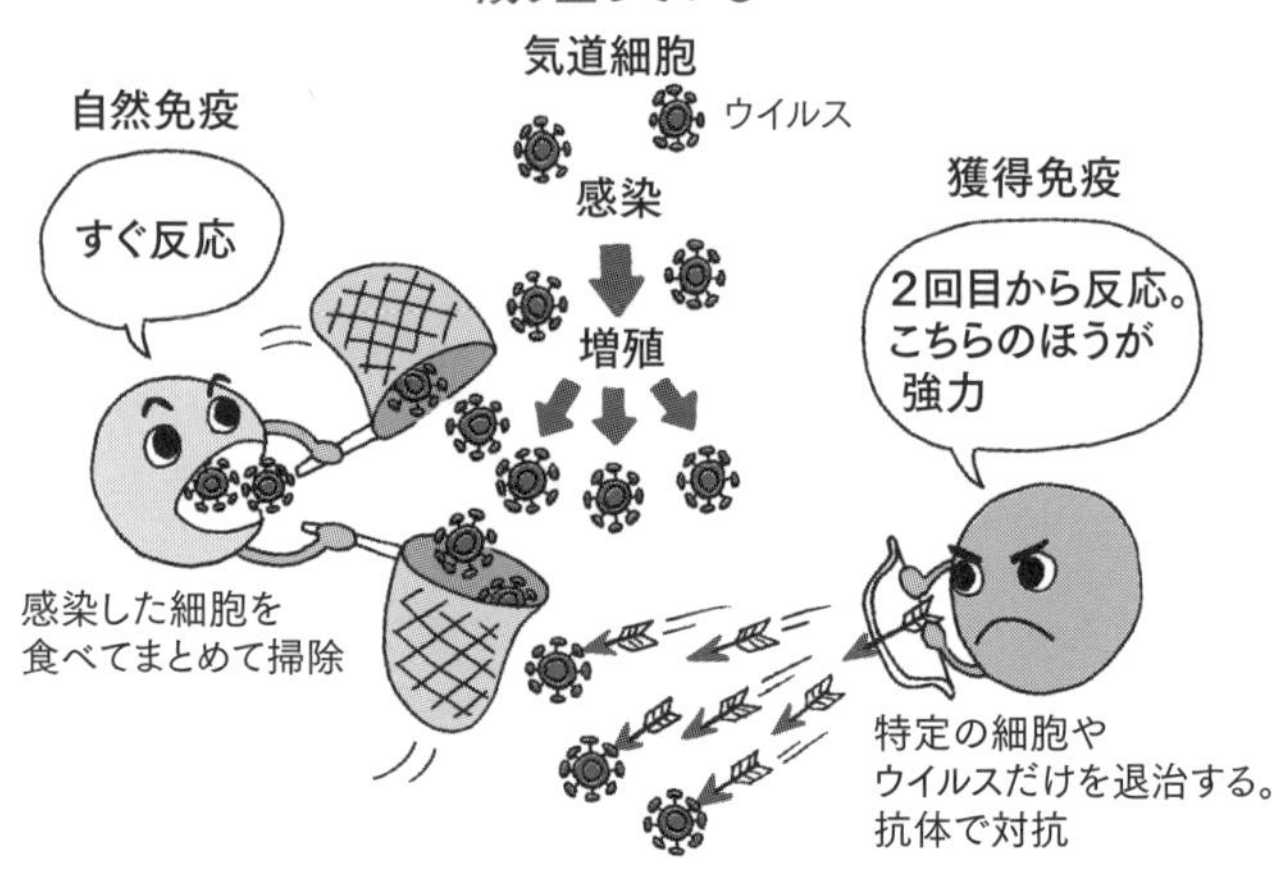

や細菌などの病原体が侵入してしまった場合はどうすればいいのでしょうか？

ここで、対応してくれるのが「免疫」というシステムです。「疫（えき）」から「免（まぬが）れる」という意味で、体内で病原菌となるウイルスや細菌、さらには異常な細胞等を認識して、それらを殺滅することによって私たちの体を病気から守ってくれる強力な防衛機能になります。

広くは体の外での生体防御機能も免疫というケースもありますが、ここでは、ウイルスや細菌が体の中に侵入してからの防御機能を「免疫」と呼ぶことにします。

ちなみに、体内に入った薬物や化学物質などの除去にも同じような防御機能として肝臓の酵素による代謝が働きます。一方で、免疫はそれよりも高分子である毒や体内に侵入したウイルスや細菌などの病原体を排除するための機能です。

免疫システムは、基本的に2つの仕組みから成り立っています。1つは「自然免疫」といって、常に体内を監視しながら病原体が侵入した場合、いち早く攻撃態勢を整える免疫機能で、初期段階の防衛線ともいえます。

もうひとつは「獲得免疫」といって、高度な生命体のみが持っている免疫の上級システムです。特定の病原体に対して抗体を持つことができるのも、このシステムによるものです。

体内に侵入した病原体や異物に対して、まず「自然免疫」が攻撃を仕掛け、それでも撃退できない場合は「獲得免疫」が出動するという〝2段構え〟で外敵から体を守っています。

ちなみに、体内に侵入してきた病原体や異物に対して体を守るのと同時に、体内で発生したがんなどに対して闘ってくれるのも同じ免疫機能です。

ポイント

＊日本では医師が届出を義務付けられている感染症は、法律で89種類が指定されている。
＊病原体の感染を100％防ぐことは不可能。
＊生き物は病原体や異物の侵入を防いだり、排除・駆逐して体を守る「生体防御機能」を持っている。
＊体の外での防御を破って体内に入ってきた病原体に対して免疫機能が発揮される。
＊人間は体内に侵入した病原体や異物に対して、「自然免疫」と「獲得免疫」の〝2段構え〟で外敵から体を守る。

①自然免疫

皮膚や粘液、さらには胃液や腸内細菌叢など第1防衛ラインを突破して体内に侵入してきたウイルスや細菌などの病原体に対して、まず最初に反応するのが自然免

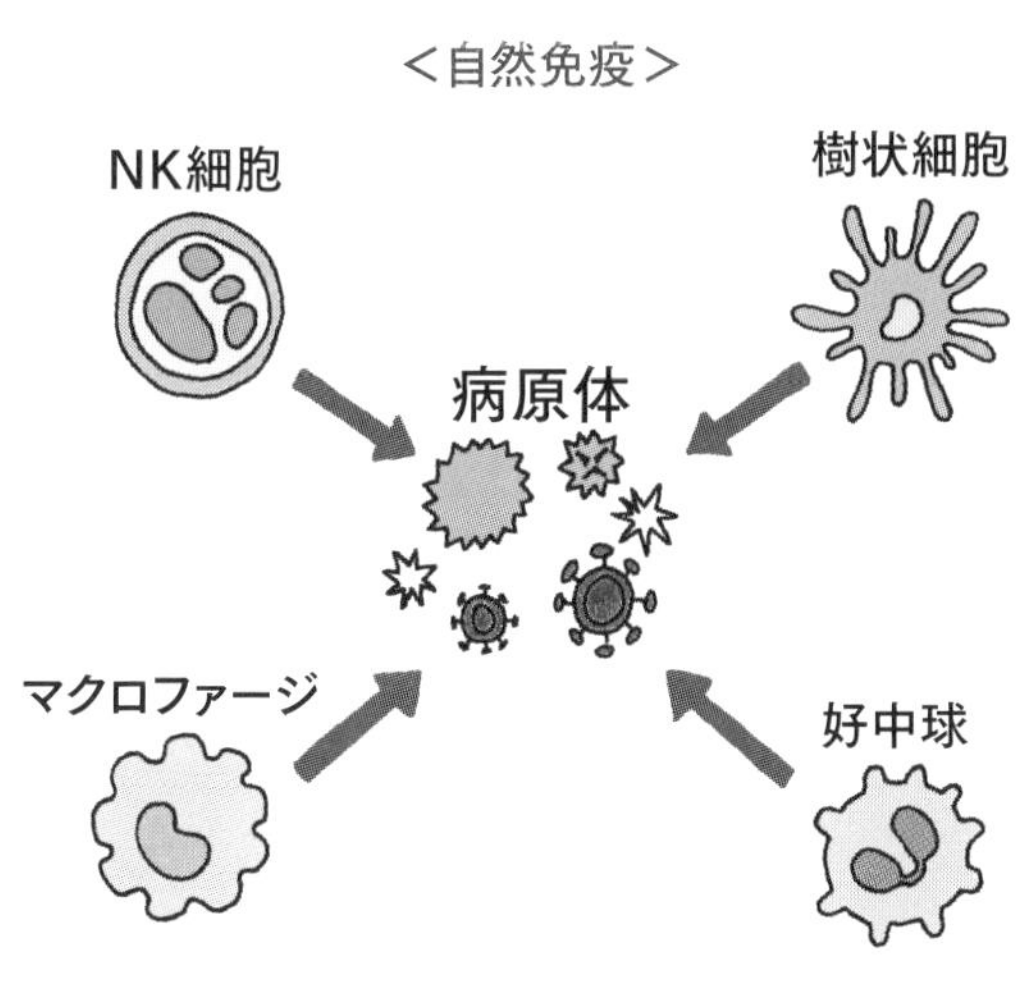

疫です。

この自然免疫は、哺乳類などの高等脊椎動物を除く多くの生物にとっては主要な防御システムで、侵入してくる病原体や異物が自分の細胞を破壊したりウイルスのように自己を増殖させたりして、生物に対して重大な被害をもたらす前に発見して排除したり駆逐してくれるシステムです。

ここで活躍するのが、単球や顆粒球、リンパ球といった白血球の仲間たちで、病原体を認識して排除したり、病原体を呑み込んで殺したり、より大きな病原体に対しては接触して攻撃したりしながら私たちの体を守ってくれます。ちなみに白血球というのは1種類ではなく、何種類もある免疫細胞の総称のことです。

自然免疫は病原体に対して個々に対して反応するのではなく汎用的に反応しますので、すぐに機能できる一方で、次に説明する獲得免疫のように個々の病原体に対する免疫記憶はなく、長時間にわたって防御することもできないため、その抵抗力は比較的弱いとされています。

実はこの免疫反応のときに起こるのが炎症です。発赤や疼痛、熱感、腫脹などが主な症状で、組織を修復のために流入する血液の増加によって起こります。ちなみにこの炎症によって食細胞たちの食作用も活性化されます。

では、それぞれの免疫細胞の働きを簡単にご紹介しましょう。

◉単球

「単球」はいわばパトロールチームです。厳密に言うと、血液の中では単球（単核白血球）として存在していますが、血管壁を通り抜けて細胞組織内に入り込むとマクロファージになります。侵入した感染源を追って組織や細胞間スペースにも入ることができ、活性酸素などを利用して殺菌も行ってくれます。

さらに、死んだ細胞や異物を自分の中に取り込んで処理する（貪食）とともに顆粒球を呼び寄せて攻撃をさらに促す機能ももっています。

また、酵素や補体タンパク質、インターロイキン-1（IL-1）のような制御因子など、広範囲にわたる化学物質も産生します。

もうひとつ、単球から変化する重要な免疫細胞に樹状細胞があります。主に皮膚、鼻、肺、胃、腸に存在していて、神経細胞の樹状突起に似ていることから名付けられました。

樹状細胞は病原体などの異物を自身の中に取り込んで分解し、T細胞（獲得免疫のところでご説明します）に情報を伝えることによってT細胞の活動を助け、自然免疫と獲得免疫の橋渡しをしています。いわば攻撃の司令官的な役割です。

免疫がどれだけ有効に機能するかは、樹状細胞がどれだけ明確に敵を認識して、その情報を的確にほかの細胞に伝えるのかにかかっているといっても過言ではありません。

ちなみに2011年のノーベル生理学・医学賞は「獲得免疫における樹状細胞の役割の解明」という研究で、ラルフ・スタインマン博士が受賞しました。つまり、樹状細胞の働きが解明されてからまだ10年もたっていないということです。

顆粒球

次に攻撃を担当するのが顆粒球です。「好中球」や「好酸球」、「好塩基球」から成り、比較的大きな病原菌などの外敵を呑み込んで殺してくれます。

好中球は、細菌や真菌などの病原体を食べたり殺菌したりします。ちなみに好中球が闘い終わって自爆した残骸が「膿」です。一方の好酸球や好塩基球は、主に寄生虫などに対応します。また喘息などのアレルギーに関与することもわかっています。

通常は血流中に存在していて、食細胞の中で最も数が多く、白血球の50〜60％を占めています。特に細菌感染の結果生じる炎症急性期には、好中球は多くの場合で感染の生じた現場に最初に到着することができます。

◉ナチュラルキラー細胞(NK細胞)

さらに、自然免疫の中で、攻撃チームの別部隊と言えるのがナチュラルキラー細胞（NK細胞：Natural Killer Cell）です。リンパ球の1つで、攻撃力はさほど強くありませんが、単独で行動することができ、病原体や異物に対して素早く反応することができます。NK細胞はウイルスや細菌などの病原体だけでなく、がん細胞に対しても免疫力を発揮することができます。

②獲得免疫（適応免疫）

そして、自然免疫の攻撃を逃れた病原体に対して最後の砦として対応するのが、活性化したリンパ球によって特定の病原体を個別対応で排除する機能です。この防衛システムは「獲得免疫（適応免疫）」と呼ばれています。

脊椎動物に特異的にみられる免疫反応で、B細胞やT細胞と呼ばれるリンパ球が中心となって働きます。これらの細胞は骨髄の中の造血幹細胞から分化したもので、リンパ球の一種のためBリンパ球、Tリンパ球と呼ばれることもあります。

B細胞とT細胞は病原体を認識すると、その種類を特定して抗体を作り出すことで免疫力を発揮します。抗体は侵入してきた病原体に対して、細菌の毒素に結合したりウイルスや細菌が細胞に感染する際に利用する受容体の働きを妨害したり、また病原体を直接中和したりして駆除します。反応が起こるまでに数日かかりますが、特定の病原体に対して強力な攻撃を仕掛けることができます。

このシステムは、病原体が排除された後も免疫記憶として残り、次に同一（あるいは非常に似通った）の病原体に遭遇するたびに強化される仕組みになっていて、より早く強力な攻撃を加えることができるようになります。

ある特定の病気にかかると「免疫ができたから今後は病気にはかからない」というのがまさにこの免疫システムのことであり、ワクチンはまさにこのシステムを利用して作られます。

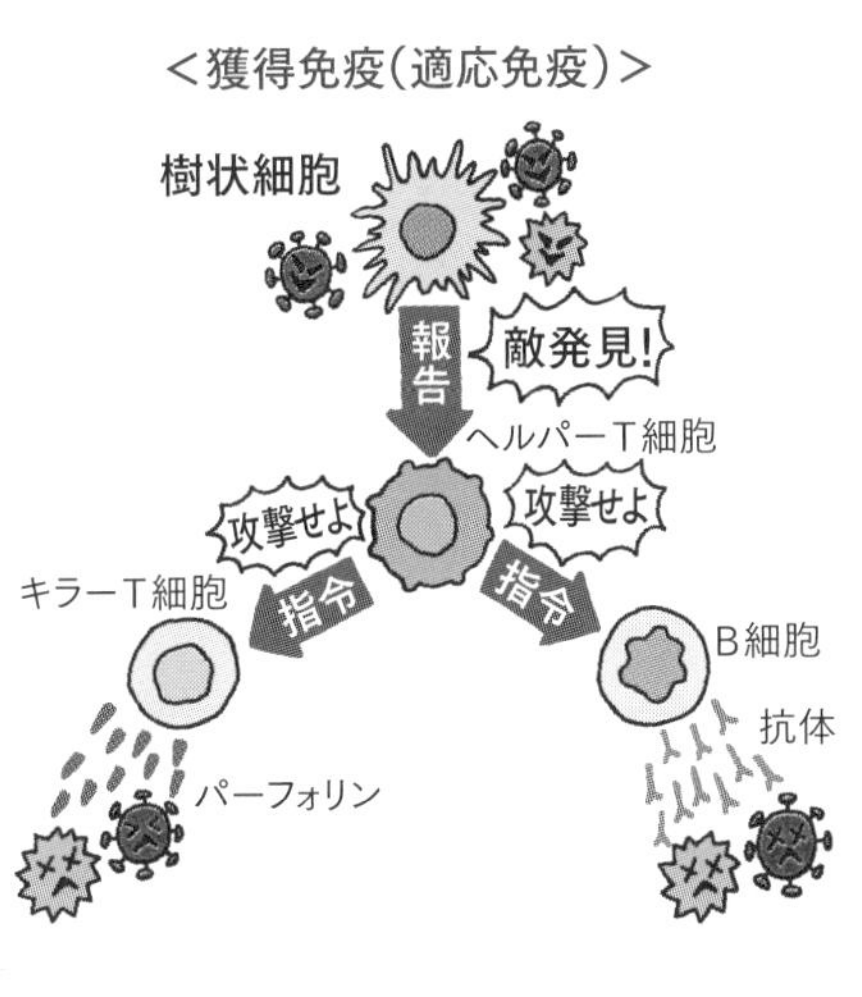

◉ B細胞

B細胞は、T細胞の助けを借りて分化成

熟して、病原体に対抗し〝免疫グロブリン〟という抗体を産生します。この抗体は病原体に接着して動きを止めたり、病原体の毒素を中和したりと多彩な攻撃を仕掛けます。さらに、無毒化されて活動できなくなった病原体を、マクロファージが食べやすくなるように分解処理までしてくれます。

また、一度侵入した異物の特徴を記憶します。B細胞は細胞ごとに作る抗体の種類が決まっており、外敵が出現した場合にのみ適合する抗体を作ります。

◉T細胞

一方で、胸腺で分化するのがT細胞です。先ほど自然免疫のところで説明しました樹状細胞から病原体の情報を受け取ると、それと同じ情報を持った異物にとりつき、攻撃・排除をします。

T細胞は外部からの病原体以外にもがん細胞なども攻撃する免疫機能のまさに主力部隊とも言えるものです。

強力な殺傷能力を有する「キラーT細胞」、それを活性化させる「ヘルパーT細胞」、攻撃をストップさせる「サプレッサーT細胞」など、T細胞にはさまざまな種類が確認されており、各々が連携しながら、病原体や異物に対して多彩な攻撃を展開します。

中でもキラーT細胞は、感染の情報を得ると一度記憶した病原体の抗原を捜して体内をくまなく移動し、感染してしまった細胞を発見して接触し、感染した細胞を自爆させせます。この一連の攻撃は、特にウイルスの複製（増殖）を防ぐのに大変有効です。

一方で、ヘルパーT細胞は、病原体に対しての殺傷能力はありませんが、特定の病原体に対して自然免疫と獲得免疫のどちらの免疫反応を優先するのかを決定して、各免疫細胞への指示する役割を担っています。

また、T細胞は、ウイルスに感染した細胞やがん細胞を駆除するだけでなく、その死骸を除去する機能もあります。さらに、T細胞はB細胞と同じように一度侵入

パイエル板は小腸にあるリンパ組織の一つで、
病原体（ウイルスや細菌）を取り込むはたらきをする

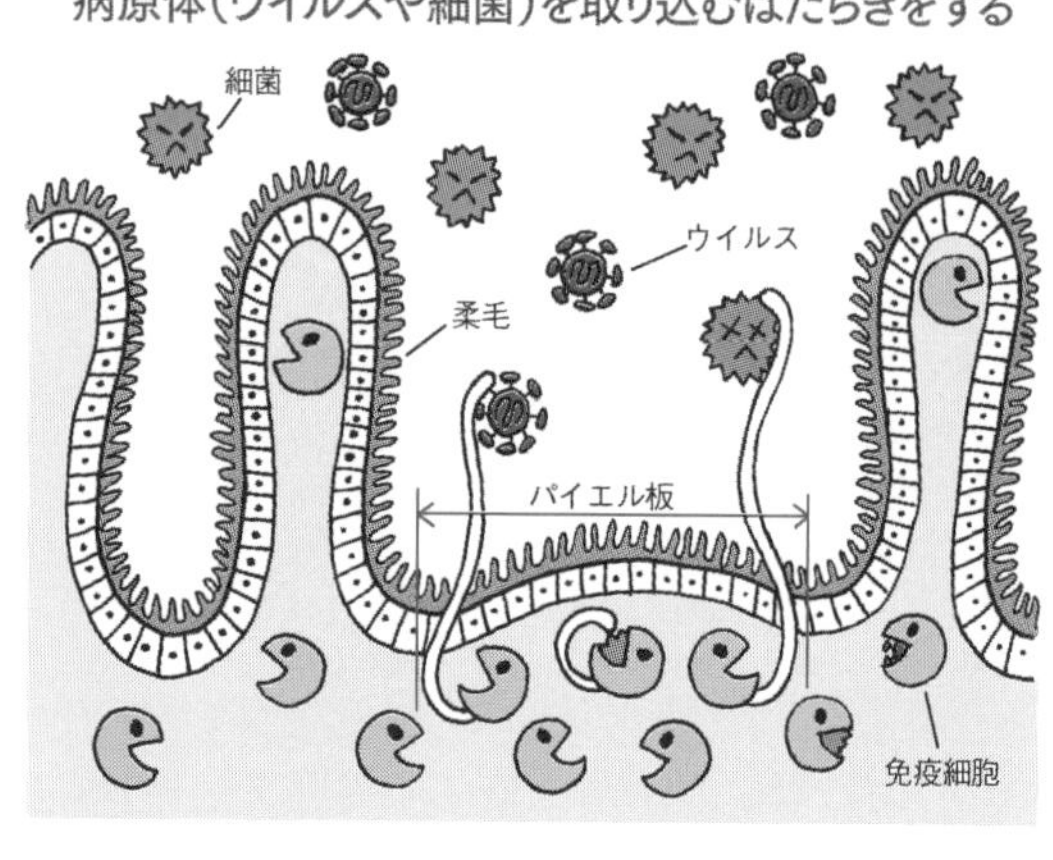

した異物の情報を記憶にとどめており、次に異物が侵入したときはその異物に対して速やかに対応することができます。

これらの免疫細胞は体のいたるところで病原体と闘っています。一方で、それだけでなくあるポイントでは集団で病原体をとらえて対応しています。それが小腸に20～30カ所あるといわれる「パイエル板」という組織です。

パイエル板はリンパ組織の1つで、病原体や異物をそのまま取り込んでしまいます。そして、その奥でマクロファージやB細胞、T細胞などが待ち構えていて、病原体を退治してくれるというわけです。

◉免疫力が上がる？　免疫が強くなる？　免疫をコントロールする？

さて、ここまでは免疫の仕組みについてお話ししてきました。もちろん、免疫力が弱いとウイルスや細菌などの病原体から身を守れなくなってしまうので、免疫力を強化してその状態をキープしていくことは非常に大切なことなのですが、一方で、免疫が強くなる方向性を間違えたり、過剰に強くなり過ぎてしまうと、それはそれで厄介なことになります。

その典型的な例が「アレルギー」です。一般に知られているアレルギー反応は、外から来た抗原に対しての免疫が過剰に反応することで、さまざまな病的な症状を発生してしまいます。

例えば、アレルギー性鼻炎や花粉症、気管支喘息、アトピー性皮膚炎、薬剤に対するアレルギーなどは、抗原の刺激によって体内でIgE抗体が産生され、それが肥満細胞の細胞表面にあるIgE受容体に結合して肥満細胞が顆粒を放出します。この顆粒の中に含まれているヒスタミンなどの化学物質によって、局所的に炎症反応が引き起こされ、くしゃみや鼻水、さらには痒みや喘息症状、ひどくなるとアナフィラキシーショック等の典型的な免疫過剰反応を引き起こします。

さらに、特定の食品に対して過剰反応してしまう「食品アレルギー」も近年大きな問題となっています。

また、免疫系の機能が正常に働かない「免疫不全」という疾患もあります。特定の遺伝子の異常や欠損によって起こる先天性の「遺伝性免疫疾患」や、悪性腫瘍や重症の感染症、肝硬変や慢性腎不全などの慢性疾患に伴って生じる後天性のものなどがあります。また、免疫抑制剤や抗がん剤などの薬剤によるものや、AIDS（後天性免疫不全症候群：Acquired Immuno-Deficiency Syndrome）も後天性の免疫不全に含まれます。

一方で本来、免疫システムは自分の組織や細胞に対しては反応を起こさない（自己寛容といいます）ようにできていますが、何らかの原因で自分の組織や細胞に対して免疫反応起こしてしまう「自己免疫疾患」という病気もあります。

ここでお話しさせていただいたことは、まさに免疫システムの基礎的な部分なのですが、免疫のシステムに関しては、免疫細胞間の連携や機序など全てがわかっているわけではありません。

特に、適切な食事や運動などによって免疫力が上がることは、皆さんが肌感覚でわかっていると思いますが、例えば、どの免疫細胞が活性化されれば「免疫力が上がった」と言えるのか？　どの指標が動けば「免疫力がついた」「免疫力が改善された」と判断できるのか？　といったことは、いまだに我々医師や研究者の間でもコンセンサスがとれていません。

ポイント

＊皮膚や粘液、胃液、腸内細菌叢などの第1防衛ラインを突破して体内に侵入してきた病原体に対して最初に反応するのが自然免疫。
＊自然免疫の中で活躍するマクロファージは単球の1つで殺菌や貪食の機能を持つ。
＊樹状細胞も単球の1つで、食作用によって病原体を分解したり攻撃の司令官的な役割を担っている。
＊好中球などの顆粒球は比較的大きな病原体を呑み込んで殺す。ちなみに、膿は好中球の死骸。
＊NK細胞は単独で行動でき、病原体や異物に対して素早く反応することができる。NK細胞はウイルスや細菌などの病原体だけでなく、がん細胞に対しても免疫力を発揮。
＊自然免疫の攻撃を逃れた病原体に対して対応するのが適応免疫で活性化したリンパ球によって特定の病原体を個別対応で排除する。
＊適応免疫では病原体が排除された後も免疫記憶として残り、次に同一の病原体に遭遇するたびに強化され、より早く強力な攻撃を加えることができる。ワクチンはこのシステムを利用している。
＊B細胞は〝免疫グロブリン〟という抗体を作って病原体の動きを止めたり毒素を中和したりと多彩な攻撃を仕掛ける。
＊T細胞は病原体以外にもがん細胞なども攻撃する免疫機能のまさに主力部隊。
＊特にキラーT細胞は感染した細胞を処理することでウイルスの感染を防ぐ。
＊「免疫力が上がった」という指標は専門家の間でもコンセンサスがとれていない。

【参照】
感染症法に基づく医師の届出（厚生労働省）
https://www.mhlw.go.jp/stf/seisakunitsuite/bunya/kenkou_iryou/kenkou/kekkaku-kansenshou/kekkaku-kansenshou11/01.html#list01
感染症法による感染症の分類（厚生労働省）
https://www.mhlw.go.jp/file/06-Seisakujouhou-10900000-Kenkoukyoku/0000203410.pdf

第4章

免疫力を上げるにはどうすれば？

前章で説明した「免疫」の機能。それを常に良い状態に保っておくことが、ウイルスの感染を防ぐために重要であるのは言うまでもない。では、普段の生活の中でどのようなことに気をつければ、免疫力を良い状態に保ち、かつ高めていくことができるのか。実際の生活に身近な事柄の中から紹介してみたい。

◉免疫の機能を良い状態に保つために

先ほどの章では、「免疫」というものの実体や正体、体への影響などについて説明しました。

専門的な用語も多かったので、少し難しかったかもしれません。でも改めて、本当に人間の身体はよくできているなあ…と感心させられます。

新たな脅威である「新型コロナウイルス」をはじめとして、「SARS」や「MERS」、そして記憶に新しい「新型インフルエンザ」などの感染症の拡大は、近代の交通網の急激な発達もあり、人の移動が指数関数的に多く速くなったことも背景にあります。

これらの社会の変化は、もちろん元には戻りません。つまり、今後もこれらのウイルスや細菌の感染のリスクは下がることは考えづらく、むしろ上がると考えたほうがよさそうです。

さらにウイルスに関しては、既存のものだけでなく新しく変異したものが、次々と出現してくる可能性が高いと言わざるを得ません。

我々医師は、皆さんがこれらの病原体に感染して発症してしまったときに、その症状を治療して元通りの元気な身体に戻すことが仕事です。

しかし、できれば病原体に感染しないほうがいいにきまっていますし、万一病原体に感染してしまっても、症状が軽度で済んだり、もしくは症状が出なければそれに越したことはありません。

そのためには、前の章でお話ししました「免疫」の機能を、常に良い状態に保っておくことが非常に重要であることがおわかりいただけるかと思います。

しかしこの免疫は、いざというときに慌てて備えようとしても、とても間に合うものではないのは言うまでもないこと。普段、元気なときから免疫のシステムが働きやすい環境を整えて、免疫を良い状態に保っておくことがとても重要なのです。

そこで、この章では、日頃からどのようなことに気をつけていけば、免疫力を良い状態に保つことができるのか。普段の生活を通して、どうすれば免疫力をアップできるのかについてお話ししていきたいと思います。

◉高齢者、乳幼児や妊産婦は免疫力低下に要注意！

まず、免疫力の維持に関してどうしても避けられないのが年齢の問題です。

免疫をつかさどるT細胞やB細胞、リンパ球などの免疫細胞は、骨髄に存在する「造血幹細胞」から分化して作られます。しかし、加齢とともに免疫細胞に分化する力が落ちていき、正常に働く免疫細胞の数が減ってきてしまいます。

さらに、新しく作られた免疫細胞の機能も若い頃よりも低く、まさに加齢とともに免疫力は当然落ちていってしまうのです。

一方で、年齢の低い層も、同じように免疫力が低いのです。新生児のときは母親にもらったIgAなどの抗体で守られていますが、その効力がなくなると、自分の免疫力でウイルスや細菌から体を守る必要が生じてきます。

しかし、免疫力は病原体などに曝されながら獲得していきますので、その過程にある乳幼児らは十分な免疫力を作れておらず、感染症にかかりやすくなります。実際にインフルエンザによる入院率を見ると、乳幼児や高齢者で高くなっています[1)]。

当たり前のことですが、実際の年齢を自分で変えることはできません。しかし、「身体年齢」を若いままに保っていくことであれば可能です。つまり実年齢ではなく、身体年齢をいかに若く保てるかは、免疫機能を維持するためにも非常に重要なことと言えるのです。

もうひとつ、これは年齢とは関係ありませんが、妊娠中も免疫力が下がります。ホルモンバランスの崩れや、悪阻（つわり）などによる食欲不振、栄養悪化、睡眠不足、ストレスなど、免疫力が落ちるライフスタイルに陥りがちだからです。また、母体にとっては〝異物〟である胎児を排除しないように、免疫細胞が相対的に低下することも影響しています。

図表1　日本人の１日の摂取エネルギー量の推移

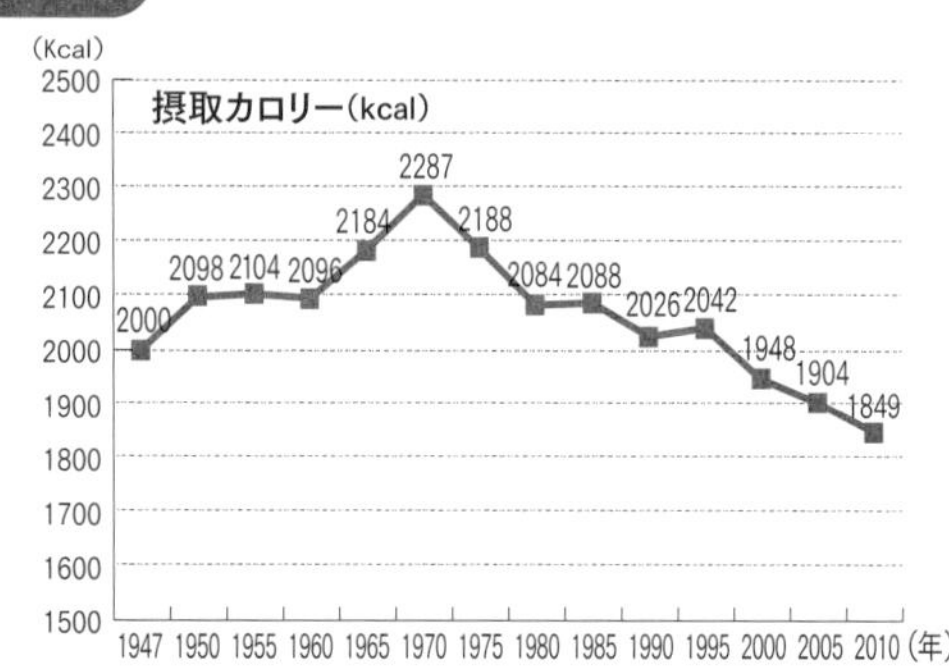

出典：1947〜1993 年：国民栄養の現状、1994〜2002 年：国民栄養調査、2003 年以降：国民健康・栄養調査（厚生省 / 厚生労働省）を加工して作成

◉「食と栄養」は免疫力の要！

言うまでもなく、人の体は、それぞれ違います。その中であなたの体は、どのようにしてできていると思いますか？

人間の体を構成するもの…それは１００％、摂取する食事の成分です。

実は日本人の現在のエネルギー摂取量は、終戦直後の１９４７年よりも低いことはご存じでしょうか？

図表2　日本人の1人1日当たりのタンパク質摂取量の年次推移(総量)

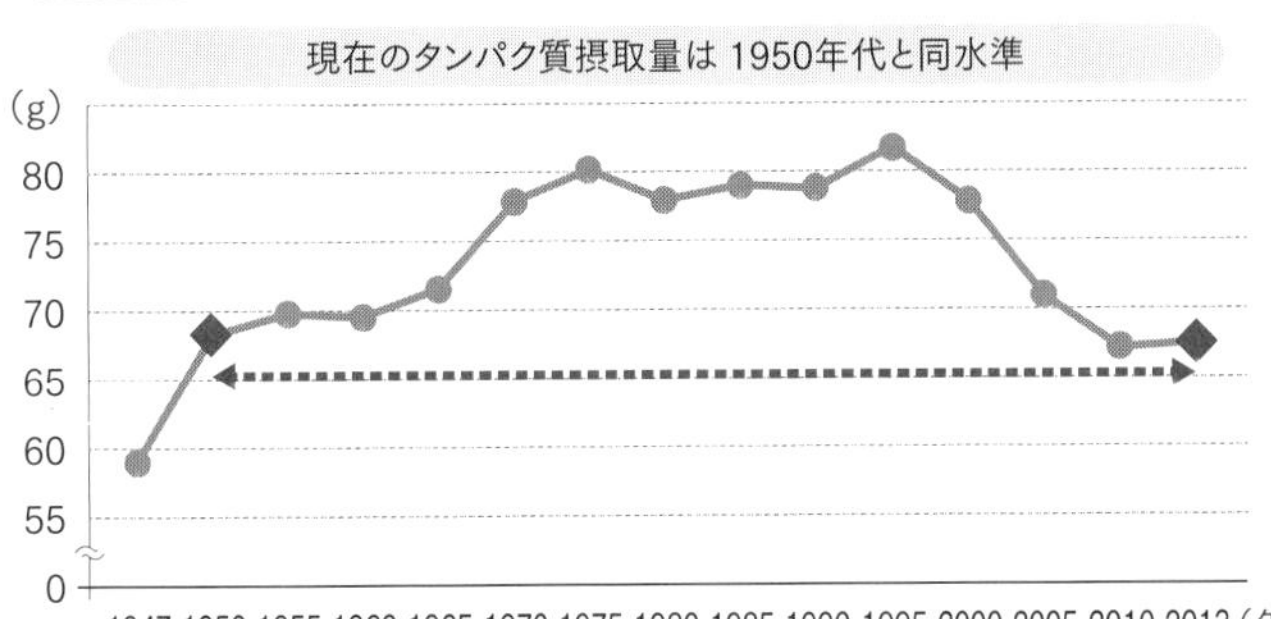

出典:1947〜1993年:国民栄養の現状、1994〜2002年:国民栄養調査、2003年以降:国民健康・栄養調査(厚生省/厚生労働省)を加工して作成

メタボリックシンドロームをはじめとした生活習慣病対策として、肥満防止やダイエットが認知され、さらに、特に若い女性を中心として行き過ぎた「ヤセ信仰」も相まって、日本人は基本的に「食べなく」なっています。つまり日本人全体をみれば、もう少し食べないといけない状況になっていると言えます。図表1

さらに、栄養の面で見れば、特に重要なのが免疫細胞や筋肉の材料となるタンパク質なのですが、このタンパク質の摂取量も1950年代と同じ水準まで減少してしまっています。図表2

一方、食べ過ぎも禁物です。肥満も痩せも同じように死亡リスクが高くなります。特に日本人は一見肥満でないように見えても、内臓肥満型によって糖尿病のリスクが上がることがわかっています。糖尿病患者は、感染症やがんのリスクも上がります。

つまり、毎日どのようなものをどれだけ食べるかは、免疫力を維持する上でとても重要な生活の要素だと言えるわけです。

◉どんなものを食べたらいいのでしょうか？

＊玄米や胚芽米

私たち日本人にとって、毎日の食生活で最も身近なもの。これはまず、お米でしょう。お米は、言うまでもなく日本人の主食です。しかし、残念ながら白米はそのほとんどがでんぷん質のため、栄養的にあまりバランスがいいとは言えません。

一方、精米前の「玄米」にはタンパク質をはじめとしてビタミン、ミネラルを多く含んでいて理想的です。最近では、この玄米を美味しく調理できる器具なども発

図表3　魚介類と肉類の1人1日当たり摂取量の推移

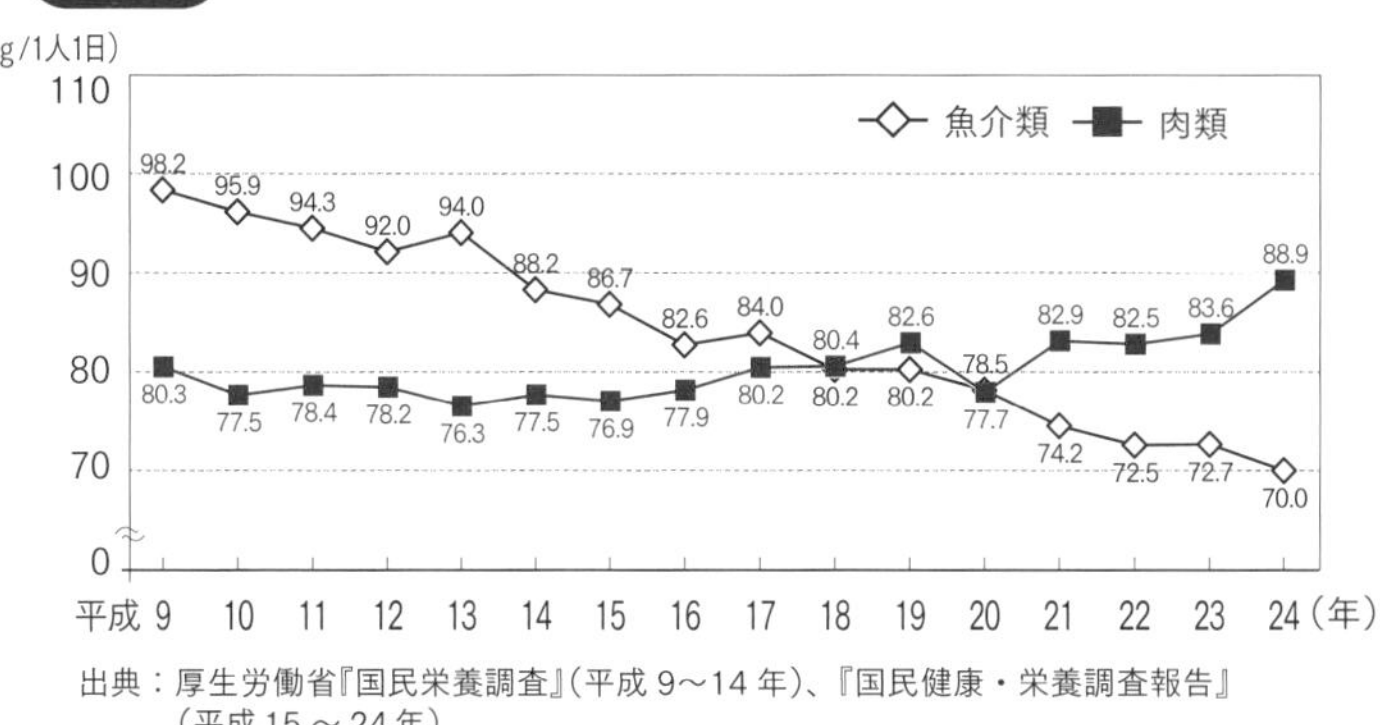

出典：厚生労働省『国民栄養調査』(平成 9〜14 年)、『国民健康・栄養調査報告』
(平成 15 〜 24 年)

売されているようですね。

また、玄米が苦手な人でも、5分つきや7分つきの胚芽米なども、スーパーなどで日常的に見かけます。週に数回は、玄米や胚芽米などを白いお米に混ぜて食べるのも良いかもしれません。

＊魚

近年は肉食が増えており、平成18年からは、肉を食べる率と魚を食べる率が逆転してしまっています。

魚はタンパク質の量も肉類と比べて遜色なく、さらにオメガ3脂肪酸という特徴的な油を多く含んでおり、その上、小魚などは丸ご

と食することができます。日常の食生活の中で、魚の摂取を意識して増やしていくこともよろしいかと思います。図表3

＊野菜

野菜の摂取量は昭和40年と比べて1人1年当たりで17・3kgも減少しています。その上、1日当たりの摂取目標量である350gには全年代で到達していません。ポリフェノールなどの抗酸化物質や食物繊維を多く含む野菜は、ぜひ積極的に食べたいものです。

特に旬の野菜は、含有される栄養素や有効成分の量も多くなっていますし、何より美味しさは格別。料理が面倒な人は、ジュースに加工したりして工夫して摂るようにしてもいいですね。図表4

＊発酵食品

納豆、味噌、醤油、漬物、ヨーグルトなどの発酵食品には、納豆菌や乳酸菌など

図表4　野菜摂取量の平均値（20歳以上、性・年齢階級別）

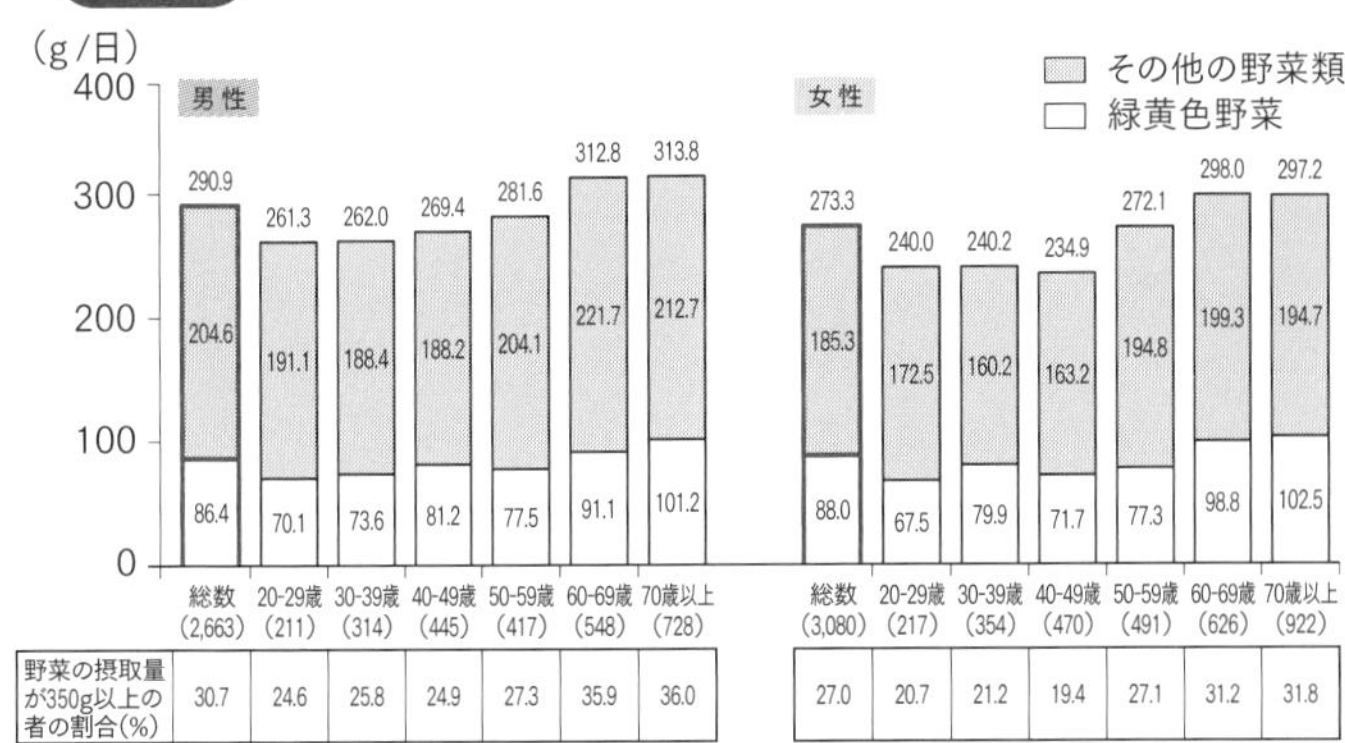

	男性 総数	20-29歳	30-39歳	40-49歳	50-59歳	60-69歳	70歳以上	女性 総数	20-29歳	30-39歳	40-49歳	50-59歳	60-69歳	70歳以上
野菜の摂取量が350g以上の者の割合(%)	30.7	24.6	25.8	24.9	27.3	35.9	36.0	27.0	20.7	21.2	19.4	27.1	31.2	31.8

出典：厚生労働省『国民健康・栄養調査』（平成30年）

の善玉菌が多く含まれており、腸内の善玉菌を増やす効果があり免疫力ＵＰが期待できます。

これらの菌は生きたまま腸に届かないものもありますが、最近の研究では乳酸菌などの死骸が腸に届くと、腸内の善玉菌のエサになって間接的に善玉菌を増やすこともわかってきました。

＊食物繊維を含むもの

昆布、ひじき、わかめなどの海藻はアルギン酸という植物繊維を多く含んでいるほか、マグネシウムや亜鉛などのミネラルを含んでいる理想的な免疫力ＵＰ食物です。

また、しいたけ、しめじ、なめこ、まいたけ、などのきのこ類も、植物繊維やビタミンDを代表としたビタミン類、ミネラル類が豊富に含まれていますので、免疫力を高めるためにはおすすめの食品です。

特に、きのこに特徴的に含まれるβグルカンという食物繊維は、腸の免疫細胞に作用して免疫力を高める効果があるといわれています。

◉バランスのいい食事って何？

普段の生活から、しっかりと食べながらも過食はせず、なるべく多くの食材をバランス良く食べることが重要です。

そうはいっても、「しっかり食べるとはどのくらい食べればいいの？」「バランスがいいとは具体的にどうすればいいの？」といったご質問を患者さんからよく受けます。

お答えとしては、非常に難しいのです。実は、適切な量やバランスなどは個人個人によっても大きく違ってくるからです。さらに、同じ食べ物を食べてもその順番が違うだけでも吸収率が変わってしまいます。１つの目安になるのは体重です。毎日計測して、体重の変動がない量が適切な食事量の目安と考えられると思います。

定食のように、ご飯とお味噌汁とおかずとおしんこがあるとバランスがいいように思われるかもしれませんが、決してそうとも言い切れません。定食屋さんで、ご飯とおかずをいきなりかきこむような人をよく見かけますが、あまり褒められたものではありません。

私は、よく患者さんには、「懐石料理」を例に出して説明しています。一般的な懐石料理の順番は「突き出し（先付け・前菜）」から「椀盛（汁）」、「刺身（お造り）」、「焼き物」「煮物」、「強肴（揚げ物・酢の物・茶碗蒸しなど）」。お腹が満たされてきた頃に、ご飯と留め椀、香の物が出て、最後にデザートに水菓子や甘味で締めくくるのが一般的でしょう。

最近では「ベジタブルファースト」といったことも言われますが、つまりご飯はかなり後に出てきます。野菜を最初に食べて、ご飯を後に回すだけでも食材の吸収がゆっくりになって、体に負担をかけずに、過食も抑えられます。

何も、高価な懐石料理を食べてくださいと言っているわけではなく、食事をとる際の順序に常に注意するだけでも、その効果は変わってくるということです。参考にしていただければ幸いです。

ポイント

＊高齢者や乳幼児、妊産婦は免疫力が低下する。
＊身体年齢を若く保っておくことは免疫機能の維持において重要。
＊日本人の食事摂取エネルギーやタンパク質の摂取量は減少傾向にある。
＊コメに玄米や胚芽米などを混ぜて食べるのも1つの方法。
＊魚はタンパク質も多く、良質の油が含まれており積極的に食べるといい。
＊日本人は野菜も不足している。旬の野菜を積極的に食べましょう。
＊発酵食品や海藻、きのこ類なども免疫力UPには有効な食品。
＊食べる順番は「懐石料理」を参考にベジタブルファーストで。

◉免疫力を上げる栄養素は？

タンパク質を積極的に摂取することが、免疫力の向上につながると書きましたが、それ以外にも、ビタミン類やミネラル類、青魚に多く含まれるオメガ3脂肪酸、ポリフェノールなど多種多様の食品成分が免疫と関係していることがわかってきています。

このように、免疫機能を維持したり、免疫力をＵＰさせる機能を持つ食品素材はいくつもあります。しかも、近年はこれらの食品素材の科学的データも徐々に揃いつつあります。

もちろん、機能の表れ方は人によって異なりますし、ある特定の食品成分だけを食べれば、それだけで免疫力が高まるというわけではもちろんありません。

しかし、そのような機能のある食材を知った上で日々の食生活に上手に組み込んでいけば、免疫機能を維持したり免疫力をＵＰさせたりする一助になることは間違いないものです。

そして、そうした食材を意識しながら、個人個人が自身に合わせて毎日の食事をカスタマイズして、バランスをとって日々の食生活を送ることは免疫力ＵＰにおいて非常に重要なことだといえます。こうした食品の機能性に関しては、次の第5章「食品の機能性」と、第6章「機能性食品」の中で詳しくお話ししていきたいと思います。

◉免疫システムを支えているのは腸！

食道から胃、十二指腸、小腸、大腸と消化管全体は体内にあるように見えますが、実はこれらの消化管の中は体の外であるため、さまざまな異物が入ってきます。

ですから、全身の免疫細胞の実に7割が腸に存在するといわれ、「腸は最大の免

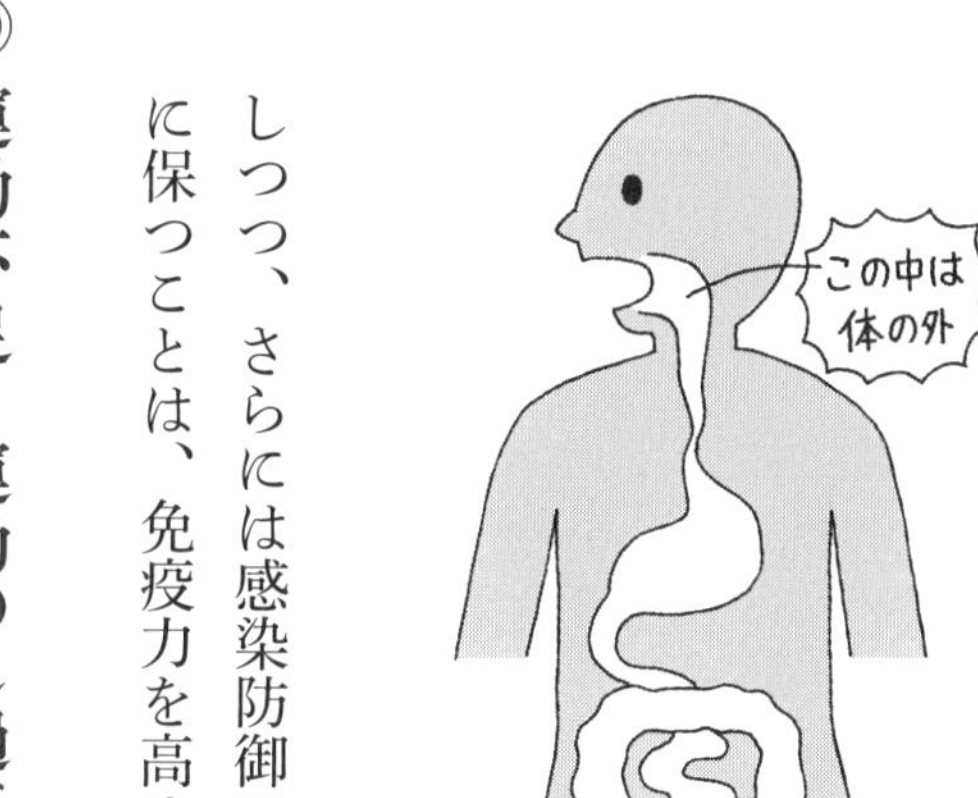

疫器官」と呼ばれています。特に、小腸のヒダには無数の「パイエル板」と呼ばれる特殊な免疫組織が存在していて、ここにあらゆる免疫細胞が密集して免疫システムを支えています。

ちなみに、腸には4種類、１００兆個の腸内細菌が棲んでいるといわれていますが、善玉菌が優位な状態であれば、腸内で消化吸収を促進しつつ、さらには感染防御の機能も発揮してくれます。この腸内細菌を善玉菌優位に保つことは、免疫力を高める、非常に重要な要素であることがわかっています。

◉運動不足も運動のし過ぎも免疫には大敵！

では、食事以外の実際の生活習慣の中で、免疫力を高めるために留意すべき事柄

運動習慣のある者の割合の年次推移
（20歳以上）（平成 20～30年）

年齢調整した、運動習慣のある者の割合の年次推移
（20歳以上）（平成20～30年）

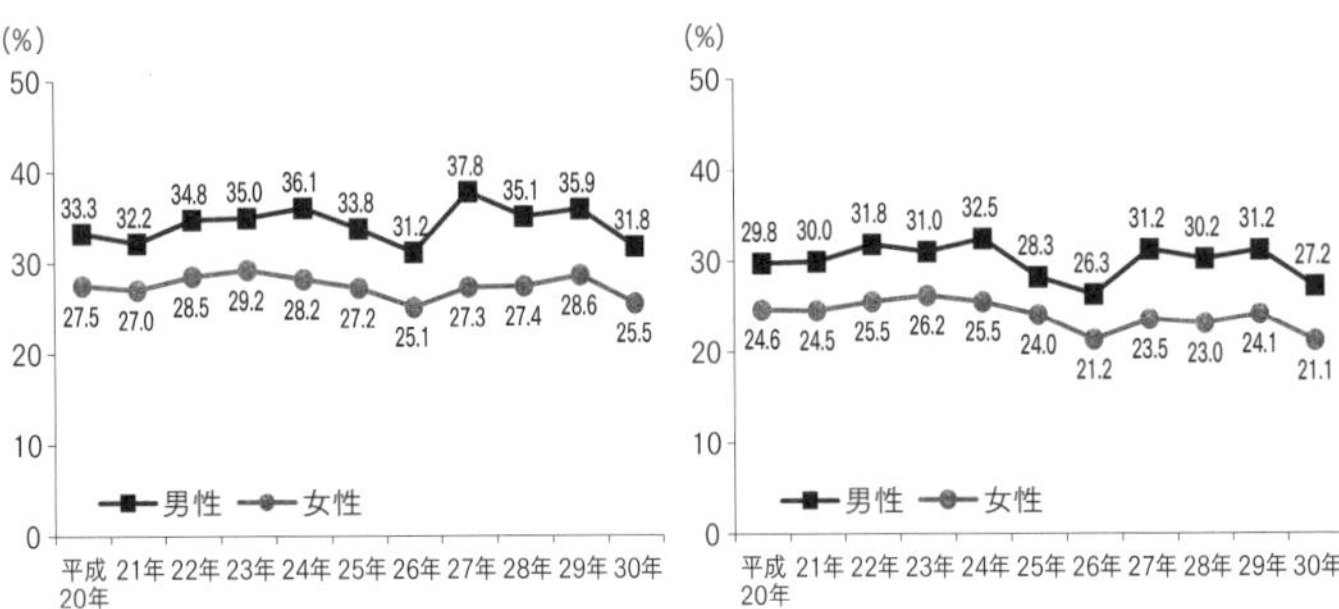

※「運動習慣のある者」とは、1回 30 分以上の運動を週2回以上実施し、1年以上継続している者。

出典：厚生労働省『平成 30 年国民健康・栄養調査』より

には、どんなものがあるでしょうか？

近年はパソコンやネット環境の発達で座り仕事が多くなり、スポーツ庁「スポーツの実施状況等に関する世論調査」によると、国民のうち80・5％が「運動不足」と感じています。

そして、今回の新型コロナウイルスの感染問題で、今急速に進みだしたテレワーク中心の社会では、この傾向はますます深刻になってくると思われます。運動の重要性はいたるところで言われていますので、皆さんも耳にタコができるくらいかもしれません。（笑）

適度な運動をすると、血流が良くなります。すると、免疫細胞が作られる骨髄への血流量が増えて免疫力ＵＰにつながります。

さらに筋肉をつけることで、運動をしていない状態でも、常にエネルギーを代謝して熱を作ってくれます。ちなみに、体温を形成する熱の約40％が、筋肉から産生されているといわれています。筋肉の減少を防ぐためには、ウォーキングより少し負荷のかかる運動を週2～3回続けることがポイントです。

一方で、厳しいトレーニングを積み、鍛え上げた肉体を持つアスリートは、免疫力も高いと思われがちですが、実はそれが逆であることがわかってきました。

適度な運動は免疫力をＵＰさせますが、激しい運動はかえって免疫力を低下させます。マラソンなどの強度の強い運動をした人は、しなかった人に比べて、運動後に上気道感染症（風邪）にかかる率が2～6倍増加したという報告もあります。

その理由の1つは、激しい運動は筋肉組織にダメージを与えてしまうため、その修復に免疫細胞が集中してしまい、本来の働きであるウイルスや細菌を撃退する力が低下することだといわれています。

食事と同じように、免疫力の維持には不可欠であるスポーツや運動も、そのバランスにも気を付けて過剰にならないようにすることが大事です。

そこで、私のおすすめは、「STAY HOME」でも自宅でできる手軽な運動の1つ「ヨガ」です。

ヨガというと、「難しい」とか「体が硬い人はできないのでは」などと思われる方もおられるかもしれませんが、実はとっておきのヨガがあるのです。

東京・代官山で、自らヨガのスタジオを持ってインストラクターをされている、シェイプUPガールズでタレントの中島史恵さんに、第7章でおすすめのヨガを解説していただきました。毎日のルーティーンにいかがでしょうか。

◉ストレスをためないことも免疫には重要！

現代人にとっての普遍のテーマともいえる「ストレス」も、免疫力を低下させます。ネガティブな気分や過度なストレスによってうつ状態になると、病原体と闘う抗体の分泌が低くなり、さらに免疫細胞の働きを抑制するホルモンが分泌され、免疫力の低下につながります。

ストレスと関連が深いのが、自律神経です。自律神経とは他の器官から影響を受けずに、自分自身で独自に行動できる神経系統であり、心臓や血圧、消化管、発汗、ホルモン分泌など、自分の意思では調節できない神経系統です。

自律神経は交感神経と副交感神経の2つで調節されており、交感神経は緊張時に優位となり、副交感神経はリラックス時に優位となります。

この交感・副交感神経はどちらか一方が優位になり続けると、ストレス過多の状態になり、いずれの場合も免疫能力が落ちることがわかっています。ですから、適度な緊張(交感神経優位)とリラックス(副交感神経優位)とのバランスが必要なのです。

◉笑って免疫力UP！

古くから、「笑う門には福来たる」という言葉があります。ストレス発散の大きな手段の1つは、笑うこと。実は、笑うことの効果は明確で、神経ペプチドが産生されて、それがＮＫ細胞を活性化させることがわかっています。

我々が吉本興業と一緒に行った笑いの実験では、週に一度お笑いライブを見てもらうと、血圧が低下することや、リハビリに対するやる気が上がることなどがわかりました。同時に、ストレスのマーカーであるクロモグラニンAが減少し、快楽ホルモンであるセロトニンが上がることがわかりましたので、ストレスの減少による免疫力ＵＰも関係しているかもしれません[3)]。

図表5 睡眠で休養が十分にとれていない者の割合の年次比較
（20歳以上、男女計・年齢階級別）（平成 21年、24年、26年、28年、30年）

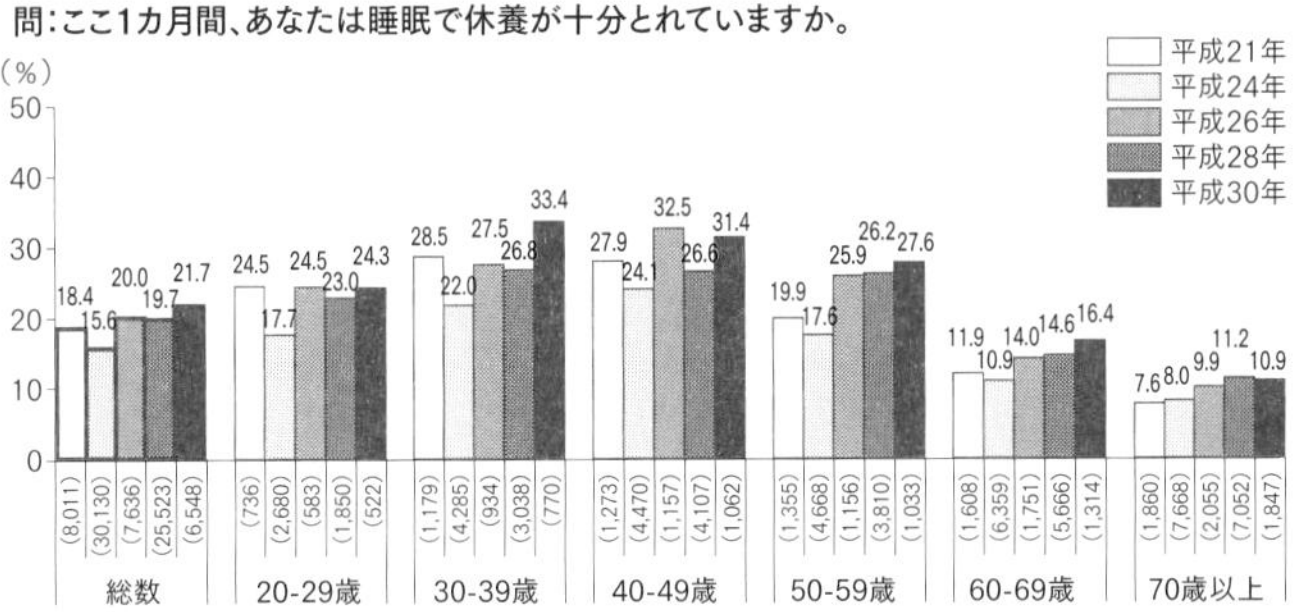

※「睡眠で休養が十分にとれていない者」とは、睡眠で休養が「あまりとれていない」または「まったくとれていない」と回答した者。
※年齢調整した、睡眠で休養が十分にとれていない者の割合（総数）は、平成21年で19.4%、平成24年で16.3%、平成26年で21.7%、平成28年で20.9%、平成29年で21.9%、平成30年で23.4%であり、平成21年からの推移でみると、有意に増加している。

出典：厚生労働省『国民健康・栄養調査』（平成30年）

睡眠不足は免疫力低下の大敵

日本人の平均睡眠時間は近年、男女ともに減少傾向にあります。図表5 睡眠時は、本来身体がリラックスした状態になるため、血流が良くなり、免疫力のアップにつながるのが普通です。

ところが、眠る前に（または寝ながら）スマホを見る人が最近増えているようですが、そうすると光の刺激によって身体が緊張状態になり、血流が悪化して質の良い睡眠がとれなくなってしまいます。その結果、免疫力が低下してしまうのです。

例えば、眠りの質が良い人ほど、風邪の発症率が低下し、7時間未満の睡眠時間の人は8時間以上の人に比べて約3倍風邪にかかりやすくなるという報告がありま す[4]。

さらに21～55歳の健康な男女153人を対象とした研究では、眠りの質が良い人ほど、風邪の発症率が低かったとの報告もあります[5]。

◉日光に当たる

日光を浴びると、皮膚の細胞は太陽光のUVB（紫外線B波）の刺激を受け、コレステロールを材料としてビタミンDを生成します。後ほどご説明しますが、このビタミンDが免疫力の維持に非常に重要なことがわかってきました。

さらに、体内では脳内神経伝達物質「ドーパミン」の材料となる「セロトニン」というホルモンの生成が促進され、気持ちも安定し免疫力がアップします。

◉身体を温めて免疫力UP！

女性が悩まされがちな「冷え」も、免疫力を下げてしまう要因の1つです。体が冷えると血管が収縮して血流が悪くなり、体の隅々まで免疫細胞や栄養が運ばれにくくなることで、免疫力が低下してしまいます。

逆に体温が上がれば、血流が良くなり、免疫細胞の集合体である白血球が体中のすみずみまで巡ることによって免疫力が発揮されます。

お腹や腰が冷えているリンパ球減少症の男女6人（28～70歳）に対して、湯たんぽで胴体や四肢を温めたところ、免疫力を上げるリンパ球が大幅に増加したという面白い研究結果もあります[7)]。

現在は、新型コロナウイルス感染防止の意味でも、毎日、自分の平熱を測って把握しておくことが重要です。「体温が1℃下がると免疫力は30％落ちる」といわれており、特に平熱が36℃を切る人は、免疫力が低くなっているかもしれません。

手軽に、体温を上げるには入浴や温浴がおすすめです。昔から湯治場で療養する習慣がありますが、入浴は副交感神経が優位となってリラックス効果もありますので、理に適っていると思います。ただし、汗をたくさんかくと水分とミネラルを失いますので長湯の際にはこまめな水分補給が大切です。

◉喫煙も免疫力を下げる?

他にも、喫煙や飲酒も免疫力を下げるという報告もあります。特に喫煙は今回の新型コロナウイルス感染問題でも、重症化リスクの1つとして浮上していますので注意が必要です。

なかなか急に禁煙と言われても難しいかもしれませんが、近年は遠隔治療による禁煙外来も認められていますので、喫煙習慣のある方はこの機会に禁煙にチャレンジしてみてはいかがでしょうか。

このように、免疫力をUPさせる「生活の工夫」には、さまざまなものがあります。何も難しいことを始めようというのではありません。免疫の仕組みを知り、それを向上させるための生活習慣を、自分自身で無理なく「続ける」ことが何より大事なのです。

感染症やあらゆる病気に対峙していくための体づくりを、ぜひ今日から始めていただければ幸いです。

ポイント

＊タンパク質の他にもビタミン、ミネラル、オメガ3脂肪酸、ポリフェノールなど、多くの栄養素が免疫力に関係している。
＊免疫細胞の7割が腸に存在。腸内環境を整えることは免疫力アップに重要。
＊適度な運動は免疫力に有効だが、運動のし過ぎはマイナスになる。
＊ストレスは免疫の敵。適度な緊張とリラックスのバランスを大切に。
＊笑うことが免疫力アップに有効なことも科学的にわかってきた。
＊日光に当たるとビタミンDやセロトニンが生成されて免疫力がアップ。
＊体を冷やさないことも免疫力維持には有効な手段。
＊喫煙も免疫力を下げる可能性がある。

【引用文献】

1) Am J Reprod Immunol. 2002 Aug;48(2):77-86.doi: 10.1034/j.1600-0897.2002.01105.x.
Expression of Intracellular Th1 and Th2 Cytokines in Women With Recurrent Spontaneous Abortion, Implantation Failures After IVF/ET or Normal Pregnancy Siu Chui Ng 1, Alice Gilman-Sachs, Poonam Thaker, Kenneth D Beaman, Alan E Beer, Joanne Kwak-Kim Affiliations PMID: 12389596 DOI: 10.1034/j.1600-0897.2002.01105.x

2) Yoshikawa Y, Ohmaki E, Kawahata H, Maekawa Y, Ogihara T, Morishita R, Aoki M. Beneficial effect of laughter therapy on physiological and psychological function in elders. Nurs Open. 2018 Jul 18;6(1):93-99. doi: 10.1002/nop2.190. eCollection 2019 Jan.

3) Cohen S, Doyle WJ, Alper CM, Janicki-Deverts D, Turner RB. Sleep habits and susceptibility to the common cold. Arch Intern Med. 2009 Jan 12;169(1):62-67.

4) Arch Intern Med. 2009 Jan 12;169(1):62-.doi: 10.1001/archinternmed.2008.505.Sleep Habits and Susceptibility to the Common Cold　Sheldon Cohen 1, William J Doyle, Cuneyt M Alper, Denise Janicki-Deverts, Ronald B TurnerAffiliations　PMID: 19139325 PMCID: PMC2629403 DOI: 10.1001/archinternmed.2008.505

5) Biomed Res. 2006 Feb;27(1):45-8.doi: 10.2220/biomedres.27.45.Use of Hot Water Bottles Can Improve Lymphocytopenia　Takeo Madarame 1, Akira Kawashima　Affiliations PMID: 16543665 DOI: 10.2220/biomedres.27.45

第5章

「食品の機能性」とは何か？

私たちが生きていく上で、欠かすことのできない「栄養」。それは、本書のテーマである「免疫」を上げることと密接にリンクする。日々どのような食品をとるかによって、免疫力にも大きな影響を与えることになる。その際のキーワードになる大事な要素が、「食品の機能性」。この章を読んで、ぜひこの言葉の重要性を理解してほしい。

◉日本の「食」の歴史

前の章では、免疫力を上げるためのさまざまな方法をご紹介しましたが、なんといっても皆さんの生活に直結しているのは「食」ですね。毎日、朝昼晩と食に接しているわけですから、当然といえば当然です。

さて、時計の針を少し戻してみましょう。

日本は終戦直後に、食糧不足による栄養不足を経験しました。そこで、1952（昭和27）年に、自治体による栄養指導や国民栄養調査の実施を盛り込んだ「栄養改善法」が施行され、2年後の1954（昭和29）年には「学校給食法」が施行されて、全国の小中学校を中心とした給食制度がスタートしました。

この時代の日本の食糧政策は、食糧難という社会背景の中で、生きていくためのエネルギーを含めて、「足りないものを補う」という考えに終始していました。

そうこうしているうちに、日本は高度成長期に突入して生活スタイルも一変し、国民の食事も豊かになっていきました。

ファストフードやコンビニエンスストアが登場し、食生活の欧米化や多様化によって、それまでの時代とは全く逆の食事の過剰摂取、栄養過多が発生することになりました。

ここで起こったのが成人病問題、今でいう生活習慣病です。たった20〜30年の間に振り子の針は大きく逆に振られてしまいました。「ダイエット」という言葉が登場したのも、この頃のことです。

21世紀に入ると、少子高齢化の本格的な進行や女性の社会進出などによる生活スタイルの多様化によって、家庭で料理をする機会がめっきり減り、中食や外食が増加して、食事全体のバランスをとることがさらに難しくなってきてしまいました。

そして、このバランスの崩れによって栄養不足と栄養過多が同時に混在してしまうという新たな問題も発生してきています。医療の現場でも起きているこの現象は、「栄養障害の二重負荷（Double burden of malnutrition）」と呼ばれています。

例えば、高齢の糖尿病の患者さんの場合、高血糖を抑えるためにカロリー制限をした食事が推奨されます。そうすると今度は栄養不足による運動能力低下や筋力低下、いわゆるフレイルやロコモティブシンドロームといった問題が起こってしまうというわけです。

社会的に見ても、中高年の肥満の問題が相変わらず解消されていない一方で、若い女性の痩せの問題、ビタミン、ミネラル不足を原因とする貧血の問題、さらに妊産婦さんや高齢者、傷病者等の低栄養も大きな問題となってきています。

◉日本食は健康食

日本食は非常に国際的な評価が高いことは、皆さんご存じの通りです。海の幸、山の幸に恵まれた日本には、多種多様の食材がたくさんあります。

また、「一汁三菜」という食事の組み合わせの基本的な考え方、煮る、蒸す、ゆでる、焼く、揚げる、炒めるそして生といった豊富な調理法を持ち、その上、味噌、醤油、納豆など日本独自の発酵文化も古くから伝承されており、これらさまざまな要因が日本人の健康に大きく貢献してきたことは間違いないと思います。

2013年には「和食・日本人の伝統的な食文化」がユネスコの無形文化遺産に登録され、貴重な文化財として国際的に認められました。

しかし、日本食がなぜ健康に良いのかについては、科学的に明確な証明がほとんどありません。

一方で、日本食と同じように健康的な食として世界的に評価の高い地中海食に関する研究は、研究者の数も予算も比べものにならず、論文の数でいうと1000倍以上も違うといわれています。

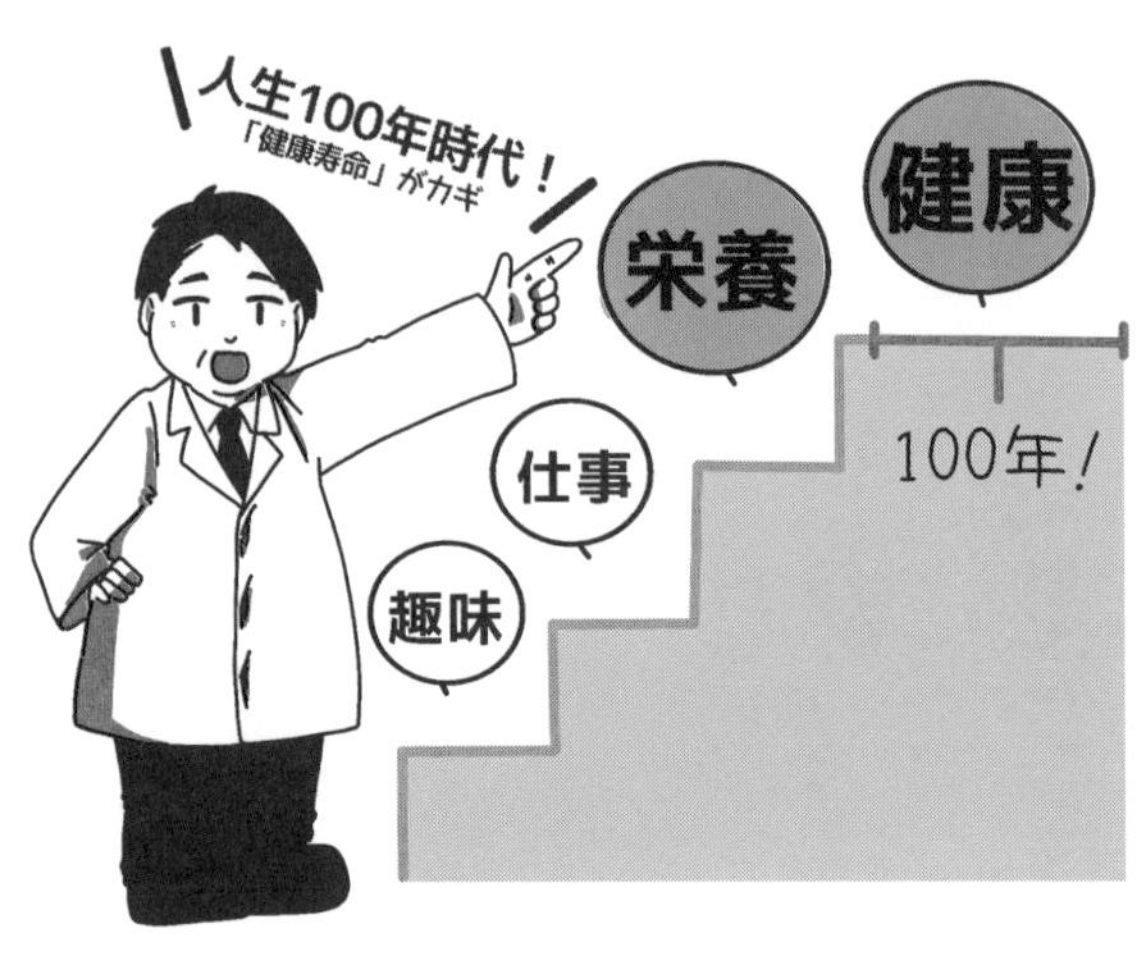

◉栄養素と機能性成分

日本は終戦後、いち早く栄養教育を整備し、管理栄養士・栄養士という資格制度を充実させ、給食を通じて子供たちから栄養改善を行ってきました。これらの政策が功を奏して、日本は世界有数の長寿国へと成長を遂げた、ということもいえます。

しかし､超高齢社会を迎えるにあたって、「高齢期に入ってからさらに何十年もの時間を過ごす」ということは、実は人類が初めて経験する未知の世界でもあります。そこで、「人生１００年時代」といわれるこれからの時代は、今までの「命を守るための食」から、「生活の質（QOL：Quality of Life）を上げるための新たな食」を考えていかなければならない時代になってきました。

２０１８年の日本人の平均寿命は女性が87・32歳、男性が81・25歳（２０１９年7月30日発表）。一方で、自立して生活できる「健康寿命」は２０１６年で女性は74・79歳、男性は72・14歳。つまり、女性で平均約12・5年、男性で平均約9年は誰かの手を借りて生きていかなければなりません。

今、日本では国を挙げて健康寿命の延伸に取り組んでいます。もちろんゴールは健康寿命と実際の寿命がイコールになることです。そのためにはいくつになっても元気で若々しく自力で生活を送ることができることが重要になってきます。もちろん一人ひとりにとっても、それが一番うれしいことですね。まさに、この「ＱＯＬを上げることに貢献できる食」は、これからの超高齢社会の時代において、ますますその重要性を増してくると思います。

ビタミンやミネラル類は、欠乏すると欠乏症が発症して最後には命を落とす危険があります。不足した場合は、補充することはもちろん必須です。

しかし、面白いのは、ビタミンやミネラルに関して、公に認められているもの以外にもたくさんの機能があることが解明されてきている点です。また、QOLを上げるための食の機能性成分として、ビタミンやミネラル以外のたくさんの食品の成分も科学的にもわかってきています。

少なくとも、消費者に向けての情報提供としては、ビタミンの免疫機能についても発信していくべきだと考えています（この件は、この章の最後にお話しさせていただきます）。

◉食の機能性の証明の難しさ

皆さんも普段の生活の中で、「機能性表示食品」「特定保健用食品（トクホ）」といった言葉を見たり、聞いたりされたことがあると思います。
なんとなく、この表記のある食品は「健康に良さそう！」「きっと体に良いはず！」と好んで購入したり、口にしたりしていませんか？
ではなぜ、こうしたちょっと小難しい表記がなされた食品が、コンビやスーパーなどに並んで、私たちの口に手軽に入ってくるようになったのでしょうか。

実は少し前までは、食品が「体に良い」とされても、どう体に良いのかを科学的に証明することがなかなかできませんでした。

まず、医薬品と食品とを比較してみますと、解析しなければならない対象成分数は、医薬品に比べて食品のほうが１００倍、１０００倍も多いといわれています。「え？ 医薬品のほうがなんだか難しそうなのに」…と意外に思われるかもしれませんが、実は食品は、医薬品のように１つの化合物が機能を発揮しているのではなく、いくつもの成分が複合的に複雑に関係しあって機能を発揮しています。

つまり、私たちが毎日口にしている「食品」のほうが、難解そうに見える医薬品よりも、よほど複雑怪奇。そのマトリックスは天文学的な数字となり、その全てを解明することは、到底不可能です。

また、食品の成分は基本的に天然成分ですので、物質特許が取得しにくいといった問題もあります。ようやく、食品素材の機能性に関する特許が２０１６年から日本でも認められるようにはなりましたが、知的財産権による囲い込みは医薬品に比べてまだまだ困難です。

さらに、医薬品に比べて、食品の研究にはおカネがそれほどかけられない、という現実があります。例えば開発費では薬剤１つについて数百億円単位での投資が可能ですが、食品の場合は多くてもせいぜい数億円、通常は数千万円程度。薬の開発費に比べると、まさに雲泥の差と言えるのです。

これらの事情から、食品の機能性の研究に、最先端の技術を駆使して継続的に取り組むことは簡単なことではありません。そのため、食品の機能性を科学的に証明することは非常に難しかったのです。

しかし、2010年頃を境に、分析技術の飛躍的な進歩や次世代シーケンサーなどの新しい分析機器の登場によって、食品成分の機能性の解明に利用できる技術は飛躍的に進歩し、食品の機能性の研究は大きく進化を遂げてきています。

さらに、2015年にはそれらの食品の機能性を表示することができる「機能性表示食品」という新しい制度が誕生しました。この件は後ほど詳しくご説明します。

◉そもそも食品の機能性とは

やや理科の授業のようになりますが、食品の機能性を知っていただくために大事なことなので、少しこのままお付き合いいただけるとうれしいです。

食品の機能は現在、日本では3つに分類されています。

第一次機能は「栄養」に関わる機能です。私たちは生きていくために必要なエネルギーを、食として摂取する以外の道がありません。また、ビタミン、ミネラルも含めてさまざまな栄養素が私たちの体の細胞や組織を作りあげています。ここがある意味「食」の根源と言えるかもしれません。

第二次機能としては「嗜好」、いわゆる美味しさに関する機能です。食品の味や匂い、見た目、歯ごたえといった感覚に対する機能です。

たしかに生きていくためのエネルギーを摂取していかなければならないのは当然なのですが、それだけではあまりにも味気ないですね。いかに美味しくエネルギーを摂取していくことができるか。嗜好性を高めることはとても重要でしょう。

家族や気心の知れた仲間たちで食卓を囲むことは、精神的にも安定をもたらしてくれます。これからは、この第二次機能の重要性も、もう一度見直していく必要があるのではないかと個人的には思います。

そして、第三次機能として挙げられているのが「生体調節機能」です。

少し専門的な紹介の仕方をすると、健康性機能・生体調節機能、生体防御、体調リズムの調節、老化制御、疾患の防止、疾病の回復調節など、生体を調節する機能と定義されています。

よく、「食品の効果」「食品の機能性」（効果という言葉は本来医薬品に使われるため、食品では使うべきではないのですが、一般的には使われているようですのでここではあえて使わせていただきます）という言葉を使うときはこの第三次機能を指すことが多いようです。

これらの３つの食品の機能性は、１９８７年の『厚生白書』に明記されていますが、この中で、今回の本書の主なテーマである「免疫」と密接に絡んでくるものは何でしょうか？

答えは、３つめの機能。実はこの第三次機能に位置付けられる、「生体調節機能、生体防御、体調リズムの調節」という部分が、まさに免疫のコントロール機能なのです。

◉食品の機能性研究と機能性の表示

実は、世界で最初に食品の機能性の研究を始めたのは、日本だということをご存じでしょうか？　その経緯を紹介すると、次のようなプロセスとなります。

先ほども少し触れましたが、日本が高度成長期に突入した１９７０年代後半、食生活の欧米化やファストフード文化の登場によって、過食や偏食等が原因となる生活習慣病が大きな関心事となっていました。

そこで、１９８４年に当時の文部省（現：文部科学省）がスタートさせたのが、特定研究「食品機能の系統的解析と展開」です。

そして、その研究をもとに、先ほど説明した「３つの食の機能」が定義され、１９８７年の『厚生白書』に「食品の役割」として明記されたというわけです。

特に、生体の体調調節機能を位置づけた第三次機能を持つ食品は「機能性食品」と称され、この研究が大きな転換点となって、食品の機能性に関する研究が世界中に広がったとされています。

そして、1991年に世界で初めてと言われる、食品に一定の機能を表示できる制度、「特定保健用食品（トクホ）」が誕生しました。さらに、2001年度には栄養機能食品が誕生しています。

ちなみに、サプリメント大国といわれるアメリカがサプリメント法（DSHEA：Dietary Supplement Health and Education Act）を制定したのは1994年ですから、それより3年も日本が早かったということになります。

さらに、2001年からは、それまで基本的に医薬品等として規制されていたビタミンやミネラル等が、食品として自由に流通できるようになりました。また、同年に丸錠剤やカプセル等の医薬品的な形状に関する規制も緩和されて、医薬品的な

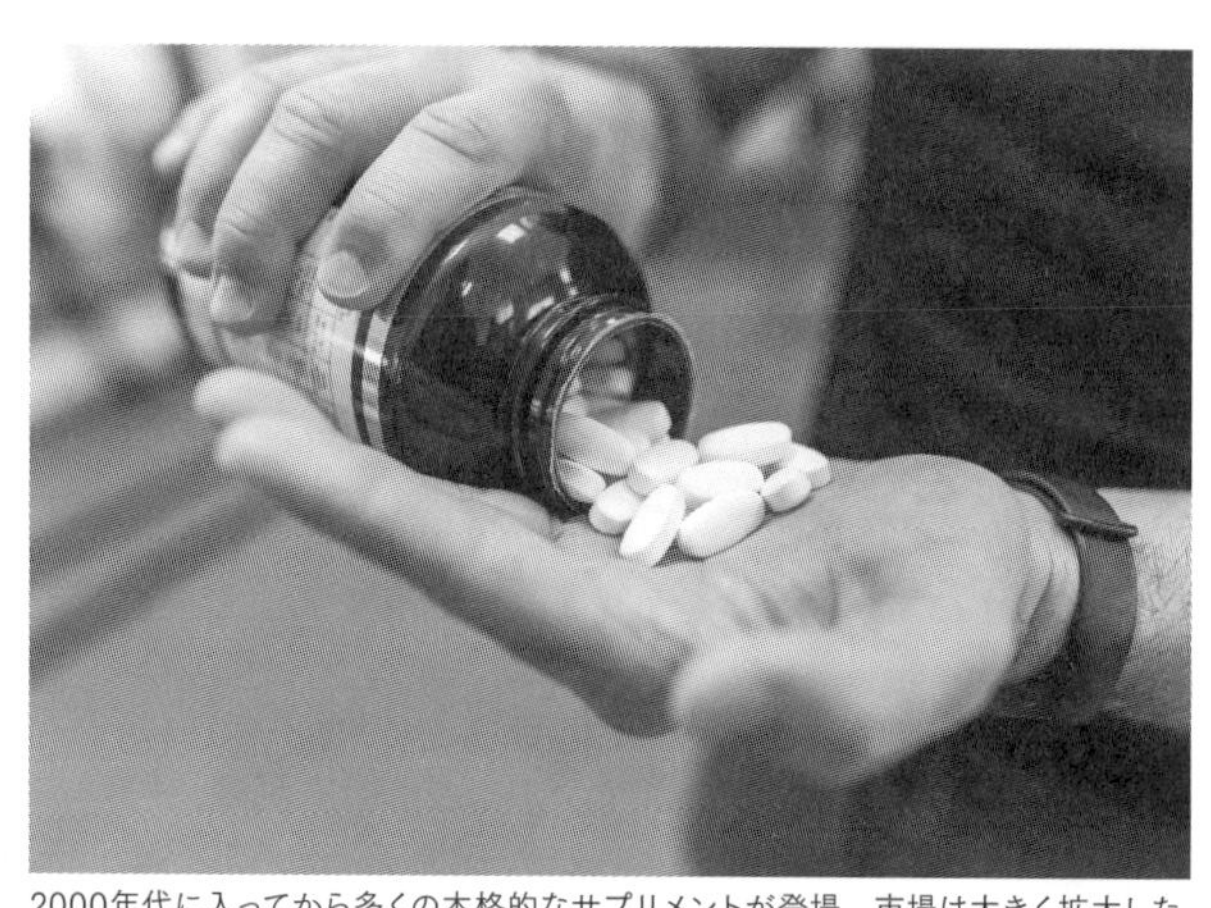

2000年代に入ってから多くの本格的なサプリメントが登場。市場は大きく拡大した

形状であっても食品として販売することができるようになりました。

このように、2000年代に入ってから本格的なサプリメントが登場し、健康食品やサプリメントの市場が大きく伸び、「サプリメント」という言葉も一般に浸透していったわけです。

◉機能性表示について生じた逆風

しかし、良いことばかりではありません。市場の急拡大に業界の規制や法体系がついていけない部分もみられ、市場は玉石混合の状態となり、問題のある商品や販売形態が横行することになったのも事実です。さらには、医薬品と混同される、適法でない広告が混在する状況にもなってしまいました。

一方で、思うように機能表示の制度の活用が前に進まない…という現実もありました。

先ほどご説明した「トクホ」の承認を得るためには、数億円という資金と平均4年半という年月がかかるために、コストの面で企業にとっては大きな負担となり、一部の企業以外ではなかなか手を出すことができなかったのです。

また、栄養機能食品の制度も表示できる対象は決められたビタミン・ミネラル等の栄養素に限られ、定型文を一字一句そのままに使わなければならないという制限があって、使い勝手が必ずしも良いとはいえない制度でした。

加えて、それ以外のいわゆる健康食品を含む食品全般については、その機能についての表示も広告もすることができません。

そのため、法律ギリギリのいわゆる「グレー」といわれる広告や表示が日常化するといった状態が続き、しかも消費者には相変わらず食品の機能性の正しい情報が伝わらない…といった、何ともやきもきした状態が続いていたのです。

ポイント

*日本は20世紀後半から21世紀かけて食糧不足から栄養過多という両極端の状況を経験し、さらに現在はその2つが混在する「栄養障害の二重負荷」という問題も起こっている。

*日本食は健康にいいということで国際的にも評価が高いが、科学的なエビデンスがほとんどない。

*人生100年時代に向けて、「命を守る食」から「QOLを上げる食」へ。

*食品の機能性を証明することは技術的にも資金的にも至難の業。

*食品の機能はエネルギーの第一次機能、味や匂いなどの第二次機能、そして生体調整機能の第三次機能に分類される。この第三次機能がほぼ免疫機能と考えられる。

◉新しい機能性の表示制度への序曲

そんな中、2009年9月に消費者庁が設置されると同時に、健康増進法などの食品の表示に関する業務が厚生労働省から消費者庁に移管され、トクホや栄養機能食品に関する業務は消費者庁が担当することになりました。

また、消費者庁が公益財団法人日本健康・栄養食品協会に委託して行っていた「食品の機能性評価モデル事業」の結果が、２０１２年4月に公表されました。この調査では、健康食品に使われている代表的な11成分（セレン、オメガ3脂肪酸、ルテイン、コエンザイムQ10、ヒアルロン酸、ビルベリーエキス、グルコサミン、分枝鎖アミノ酸（ＢＣＡＡ）、イチョウ葉エキス、ノコギリヤシ、ラクトフェリン）に対して、文献調査（メタアナリシス：meta-analysis）という手法が使われ、食品の機能性に対して、国が関与する動きが徐々に芽生えてきた時期でもありました。

２０１２年には、第2次消費者委員会で国民1万人に対して健康食品の利用状況等に関するアンケート調査が行われ、国民の60％が健康食品を使っているという実態が公式に明らかになりました。国が健康食品に関する調査を行ったのは、これが初めてといわれています。健康食品というカテゴリーについて、ようやく国が本腰を入れる兆しを見せた…といったところでしょうか。

◉新たな機能性を表示できる制度の誕生

そういった機運の中、2012年12月26日に第2次安倍内閣が誕生し、翌2013年1月にはアベノミクスの中核組織として組織されたのが「規制改革会議（議長：岡素之住友商事相談役）」（その後、規制改革推進会議）と「健康・医療戦略本部」です。

私はご縁があって、規制改革会議の委員と健康・医療戦略本部の健康医療戦略参与を同時に拝命することになりました。

これらの会議で検討されたさまざまな問題の中でも、特に重要視された1つが「国民の健康寿命の延伸」です。つまり、単に寿命を延ばすだけでなく、いかに「健康に生活できる期間を延ばすか」が重要であるという共通認識に立つようになったのです。

それを受けて、「食を中心とした生活の中で国民が自分自身で自分の健康を守っていく重要性」が改めて確認されました。今では普通に使われている「健康寿命」という言葉は、このときに市民権を得たといっても過言ではありません。

そして、食品の機能性表示についても、一定の前進を見ることになったのです。規制改革会議では、「ヒトによる治験を経て、健康増進に対するエビデンスが認められた素材を含有する健康食品について、その効能・効果に関する表示を認めるべきではないか」という「一般健康食品の機能性表示の容認」が規制改革の課題の1つとして挙げられました。

その後、「健康・医療ワーキング・グループ」でも幾度となく議論・ヒアリングを行ったのち、2013年6月14日に閣議決定された、規制改革会議の第1次答申「規制改革実施計画」と「日本再興戦略－JAPAN is BACK」に同時に明記されたのが「一般健康食品の機能性表示を可能にする仕組みの整備」です。

つまり、「この食品には○○という成分が入っていて、それには○○○○といった健康機能があります」というように、一般の消費者の皆さんに向けて、その食品の持つ健康効果をわかりやすく書けるようにしようというものです。

そして、1年半の検討期間を経て、2015年4月1日に食品表示法の施行と同時にスタートしたのが、事業者の責任において科学的根拠に基づき、特定の保健の目的が期待できる機能性を表示できる「機能性表示食品」制度です。

この機能性表示食品はトクホ、栄養機能食品に続く日本で3番目の食品の機能性を表示できる制度として誕生しました。現在、数多く市販される「機能性表示食品」は、こうしたプロセスを経て、私たち一般消費者の手に届くことになったわけです。

◉機能性表示食品

これまで「機能性表示食品」の誕生までのお話をさせていただきましたが、では、機能性表示食品とは、いったいどのようなものなのか。数ある食品の中で、どのような特徴や優位点を持っているのか。ここでは、その内容に関して簡単にご説明していきたいと思います。

機能性表示食品は、サプリメントや加工食品だけでなく、野菜・果物や肉・魚など生鮮食品にも登場していますが、その大きな特徴は、健康効果がわかりやすく表記してあるという点です。

例えば「おなかの調子をととのえます」「ストレスを軽減する」といった、特定の保健の目的に関する食品の機能性が表示できます。つまり、その食品をとることで、「健康の維持および増進に役立つ」ことが期待できる、という表示なのです。

消費者への訴求として重要な、こうした表示が可能になるわけですから、該当の食品は、当然ながら厳格な基準をクリアしていなければなりません。

ついては、きちんとした安全性が確保されているか（安全性の確保）。機能性表示ができるために必要なエビデンスが揃っているか（機能性の担保）。そして消費者が誤認しないように、適切な情報が提供・開示されているか（消費者への適切な情報提供）――の3つの重点項目をクリアした製品に対して、企業の責任において一定の機能性の表示を認めるものになっています。そして、この機能性表示食品制度には、さまざまな新しい仕組みがちりばめられています。

①許認可（事前申請）ではなく届出制（事後チェック）

まず、画期的なことは、トクホ制度と違って企業がガイドラインに従って企業の責任で「届出」を行う制度ということです。

発売開始60日前までに消費者庁に届け出ることになっています。わかりやすく言えば、結婚届や転居届と同じです。

「なんだ、そんなに簡単なの？」「それで大丈夫なの？」と不安を持つ人もいるかもしれませんが、実は全くの逆です。企業の責任というのは何かあった場合は企業が全ての責任をとらなければならないということでもあります。この制度は食品表示法という法律に基づいて施行されていますので、違反があった場合はもちろん処罰の対象ともなりますし、何より企業の信用に大きな傷がつくことになります。自己責任というのはそれだけ重い責務を背負うということでもあるのです。

②原則届出資料は公開

先ほどの、届出制のバックボーンとなるのが、この届出資料の原則公開です。機能性の科学的根拠や安全性担保の根拠が、万人のもとに曝されることになります。この届出資料の原則公開は、世界でも例を見ない制度です。

提出された資料に専門家などが疑義を唱えた場合、当然資料も公開されていますので、その議論の内容も全て明日になります。議論の当事者だけでなく、関係者を含めた多くの人がその問題点を把握することができます。

これによって切磋琢磨した意見交換の中で機能性表示食品の質が高まり、将来的にこの制度がさらに大きく発展していく素地を作ることができると考えています。

③機能性の科学的根拠として、臨床試験の他に文献検索も可能に

科学的根拠としては、トクホと同じ「最終製品を使った臨床試験」の他に「研究レビュー」も認められました。

臨床試験には多額の費用がかかりますので今までの大きなネックとなっていましたが、文献の利用が認められたことで、中小企業や個人レベルでもこの制度に参入しやすくなりました。

しかし、どの文献でもいいということではなく、一定の基準を満たし査読された

質の高い学術論文を集め、そのデータを統合して総合評価をまとめる「研究レビュー（システマティック・レビュー：ＳＲ）」という手法を行う必要があります。

④安全性の根拠は食経験も可能

安全の根拠に関しても、トクホの場合は最終製品を使った安全性試験が必須でしたが、機能性表示食品ではデータベースの２次情報などを用いた情報収集や喫食実績による食経験の評価でも、一定の条件を満たせば安全性の根拠として認められました。

⑤生鮮食品も対象

野菜や果物、肉や魚といった生鮮食品にも機能性の表示を認めたことも世界初です。しかし、生鮮食品は自然の産物ですのでもちろん機能性成分が豊富に含まれていることは想像に難くないのですが、その定量が難しくさらに個体別、産地別によるばらつきがあって、含有成分にも誤差が出てしまいます。

そこで、産地をある程度絞ることや、その測定方法、定量方法にも工夫を講じています。現在まで66件の届出が完了しており（２０２０年6月24日現在）、今後さらにその数を伸ばしていくと思います。

生鮮食品の機能性表示は海外からの注目度も高く、近い将来日本の機能性食品の生鮮食品の輸出だけではなく、この制度自体の輸出も大きく期待されるところです。

⑥制度は定期的に見直しを行い、必要とあれば随時改正

これも、この機能性表示食品制度の大きな特徴の１つです。今までの日本では、制度を完璧に作ってから施行・運営されますので、制度が施行されるまでに多くの時間がかかるとともに、一度施行されてしまうとそれを改正することがなかなか難しいという現実がありました。そのため、これだけ変化が激しく、スピードが求め

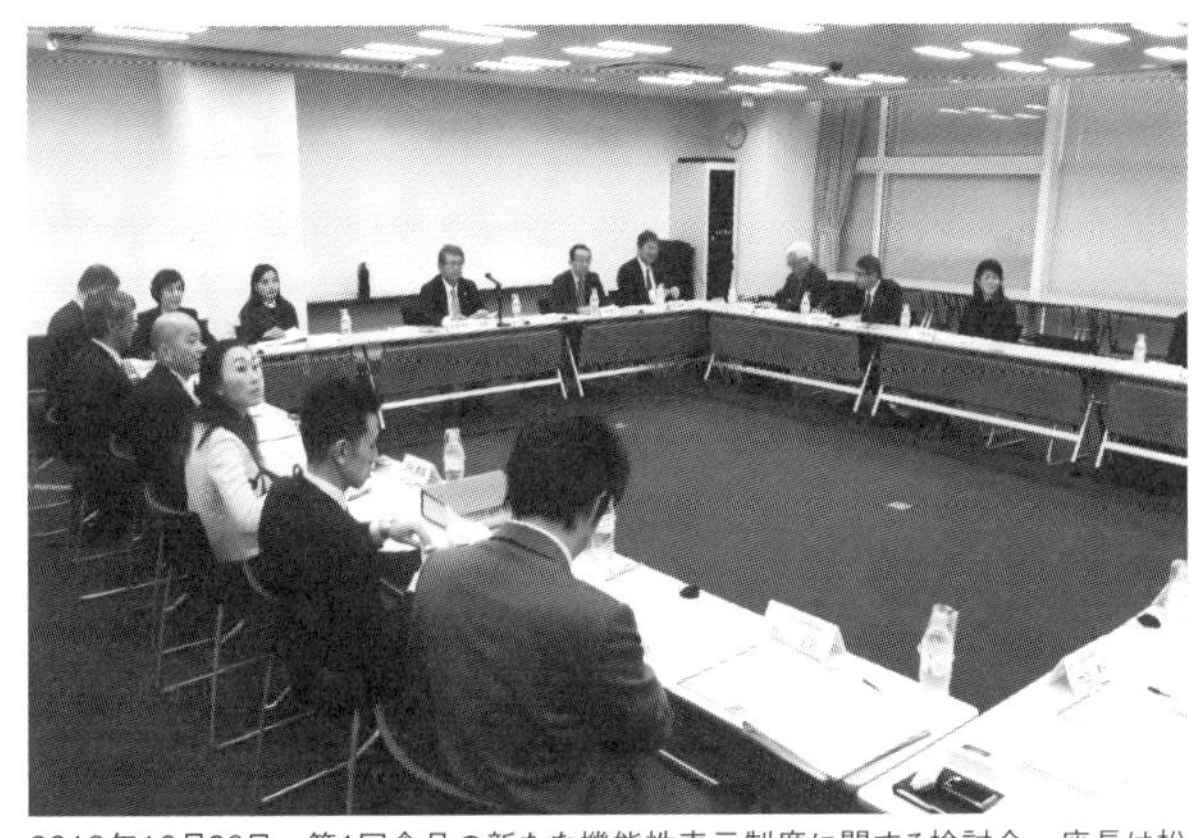

2013年12月20日、第1回食品の新たな機能性表示制度に関する検討会。座長は松澤佑次大阪大学名誉教授(一般財団法人住友病院院長)　写真提供: Health Brain

られる時代に、制度設計の体制が追い付いていないといった根本的な問題がありました。

一方で、この機能性表示食品制度は当初から見直しを前提としてスタートをしました。その背景には、画期的で前例のない制度であるために走り出してからでないと問題点が明確にならないこと、さらに、日進月歩の技術革新もあって数年で食品の機能性を取り巻く環境が大きく変わってしまうために、そのような環境の変化にも順応できる制度となっています。

２０１５年４月に施行されてから今日までの５年の間に、ガイドラインの改正だけで５回行われており、これを補足するかたちでの質疑応答集（Ｑ＆Ａ）も追加されています。対象成分には、スタート時にはなかった「糖質・糖類」や「関与成分が明確でないエキス等」も加わり、科学的根拠に使える論文等もアレルギーや尿酸値、認知機能への機能に関しては軽症者のデータも使えるようになったりと、さまざまな改正が行われています。今後もさらに見直しが継続的に行われていくと思われます。

⑦広告のあり方においても大きな進展

日本では、食品の機能性を暗示させるような広告に関してはいくつもの法律が複雑に関与しており、また、その取り締まりにおいても明確な違反基準が明示されていなかったために、企業側にとってはどういう表現をすると違反になるのかといった予見性が低く、これは機能性表示食品だけではなく機能性食品全体の問題でもありました。

そこで、機能性表示食品に限定してではありますが、２０２０年3月26日に「機能性表示食品に対する食品表示等関係法令に基づく事後的規制の透明性の確保等に関する指針」（事後チェック指針）が策定・公表され、４月１日から運用が開始されています。

これによって、機能性表示食品の科学的な根拠や広告のあり方などが以前より明確になり、企業としてもマーケティング展開がやりやすくなりました。

２０２０年6月24日にトクホに関しては「公正競争規約」が策定・施行されましたが、機能性表示食品に関しても、同様に「公正競争規約」策定に向けた動きが始まっています。一方でそれ以外の機能性食品や健康食品に関しては、その範疇外になりますので、もしかしたら広告や表示に関しての取締まりは今まで以上に厳しくなるかもしれません。

◉「免疫」の機能性表示を実現へ！

さて、私が現在も健康医療戦略参与を拝命しております健康・医療戦略本部から2020～2024年の「第2期健康・医療戦略」が公表されています。

この中には、「健康な食、地域資源の活用・健康の維持・増進や健康リスクの低減に係る 食品の機能性等を表示できる制度を適切に運用するとともに、機能性表示食品等について科学的知見の蓄積を進め、免疫機能の改善等を通じた保健用途における新たな表示を実現することを目指す。また、消費者の理解増進のための消費者教育を充実させる」という一文が盛り込まれています。

第3章でご説明したように、免疫システムは複雑で、さまざまな免疫細胞やその代謝物が複雑に呼応しながら機能しています。

ですので、1つの免疫細胞を活性化させることだけによって、「免疫力を上げた」

と言い切るのは難しいかもしれません。

しかし、一方で世界中の論文を見ても、さまざまな食品の機能性が免疫に貢献できることもわかっており、ＥＵやアメリカでは、サプリメントの健康表示（health claim）では「免疫」が認められています。

これらの食品成分の免疫に関する健康表示には知見の多い微量栄養素特にビタミンと一部のミネラルに関するものも多く見られます。

現在、機能性食品の業界を挙げて、この「免疫」に関する機能性表示を実現させるにはどうすればいいかということを、有識者や科学者の粋を集めて議論されていると聞いています。近い将来、科学的根拠に基づいた「免疫を助ける」「免疫力を維持する」といった表示ができる食品が出てくるかもしれません。

「第2期健康・医療戦略」にはもうひとつ、「健康に良い食」を科学的に解明し、ヘルスケアサービスに連結したビッグデータを整備するとともに、「健康に良い食」

のより高度な生産流通システムを実現させる」といった文言も折り込まれています。この章の冒頭でご説明したように、食品の健康効果を科学的に証明することはなかなか難しい部分があります。しかし、日進月歩の科学や分析力の進歩で、その一端は確実に証明できるようになってきています。

医薬品のような切れのある科学的な証明ではなく、食品の機能性が特徴とする「人々のＱＯＬを上げるための持続的で柔らかな健康効果」を証明できる科学的な手法が確立されれば、少子高齢化の先頭を走る日本だけでなく、それに追随してくる世界中の国々にとってもその手法はお手本となるはずです。

ここまで、機能性表示食品制度を中心に、食品の機能性というものをご説明してきました。

機能性食品制度には、食品の機能性を消費者に伝えるために必要な要素が凝縮されています。それだけに消費者の皆さんも、ぜひ同制度への理解を深めていただき、個人個人で「健康に良いもの」を選んで日々の食生活に取り入れていただければと思います。

一方で企業さんにおいても、現時点では制度の関係でこの枠内に入ってこられない機能性食品も、ぜひこの機能性表示食品の概念を踏襲して製品を作っていただければと思っています。そのことが日本の機能性食品全体の質を上げていくことにもなり得ます。

私は、将来的には健康食品や機能性食品の全てが「機能性表示食品」の枠の中に入ってくれればいいなあと思っています。そうすれば、書かれている機能性の科学的根拠はもちろん、安全性や薬との飲み合わせなどの全ての情報に誰もがアクセスすることができ、安心して機能性食品を摂っていただけることができるのではないか、と思います。

そして我々医師も、そういった情報があれば、患者さんからのご質問にも安心して正確な情報提供を行うことができます。機能性食品の未来は、日本の全ての皆さんの健康寿命延伸に間違いなく貢献できると思っています。

ポイント

＊２０１５年４月に機能性表示食品制度が誕生した。
＊健康食品だけでなく一般加工食品や生鮮食品にも機能性の表示が認められた。
＊機能性表示食品は企業の自己責任で届出を行う。届出資料は原則公開。自己責任は責任が重い。
＊機能性表示食品の科学的根拠は文献検索（研究レビュー）でもＯＫ。
＊機能性表示食品では健康食品だけでなく一般加工品や生鮮食品も対象。
＊機能性表示食品制度は随時見直しを行ってアップデートされている。
＊機能性表示食品で「免疫」の表示ができるように検討に入った。

【参照】
厚生労働省「厚生白書（昭和62年）」 https://www.mhlw.go.jp/toukei_hakusho/hakusho/kousei/1987/
消費者庁「機能性表示食品の届出等に関するガイドライン」 http://www.caa.go.jp/foods/pdf/150330_guideline.pdf
消費者庁「機能性表示食品制度届出データベース」 http://www.caa.go.jp/policies/policy/food_labeling/foods_with_function_claims/
消費者庁「食品表示基準Ｑ＆Ａ」 http://www.caa.go.jp/foods/pdf/150331_qa-togo.pdf
消費者庁「『機能性表示食品』って何？」 http://www.caa.go.jp/foods/pdf/150810_1.pdf
消費者庁「『機能性表示食品制度』が始まります！」 http://www.caa.go.jp/foods/pdf/150810_2.pdf

ビタミンの免疫機能

◉体の自然な回復機能を促進するビタミン

さて、バランスのとれた食事をベースとした適切な栄養摂取は、免疫機能を最適に維持するための基本でもありますね[1)]。

特に、A、B_6、B_{12}、C、D、Eおよび葉酸等のビタミン類や亜鉛、鉄、セレン、マグネシウム、銅などのミネラル類、さらにオメガ3脂肪酸などの微量栄養素が、免疫系の細胞や組織を支える上で重要な役割を果たしていることがわかっています[2) 3) 4)]。

日本においては、これら微量栄養素の摂取量が推定平均必要量を下回る人の割合が高いことが国民健康・栄養調査の結果で報告されています。微量栄養素が不足した場合に、免疫機能に悪影響を与える可能性があり、感染に対する抵抗力を低下させる可能性があります。

また、一部の微量栄養素では、食事摂取基準における推奨量や目安量を上回る摂取によって免疫機能をよりよくサポートする可能性もあります。さらに、特定の微量栄養素の必要量は、疾患の際に増加することが示唆されています。例えば体内ビタミンCの蓄積は感染時に減少することが知られています[5]。つまり、栄養素全般に言えることなのですが、それぞれの栄養素の機能は、状況に合わせた摂取量や体内量などの量に依存する部分が大きいのです。

もちろん、これらの微量栄養素はあくまでも普段の食事から摂取されることが望ましいのですが、多様化された現代社会ではそれが困難な場合も多々あります。そういった場合には、食事摂取基準によって設定されている耐容上限量を守って、サプリメントによる摂取もおすすめです。

あくまでも、微量栄養素の機能は、感染を予防したり、病気を治したりすることではなく、免疫機能を維持したり調整したりすることによって体の自然な回復機能を促進したり、症状を軽減することであることを十分にご理解いただければと思います。

それでは、その微量栄養素の中から、具体的にビタミンDとビタミンCに関して、少し詳しく解説してみたいと思います。

◉ビタミンD

第3章でご説明しました免疫細胞の多くは、ビタミンDに結合することで細胞機能を高める受容体を持っています[6)]。ビタミンDは免疫細胞内の受容体に結合すると、抗菌ペプチドなどの免疫関係する物質に関わって、免疫機能を向上させることが最近の研究でわかってきています[7)]。

図表1 ビタミンD栄養状態と風邪罹患率

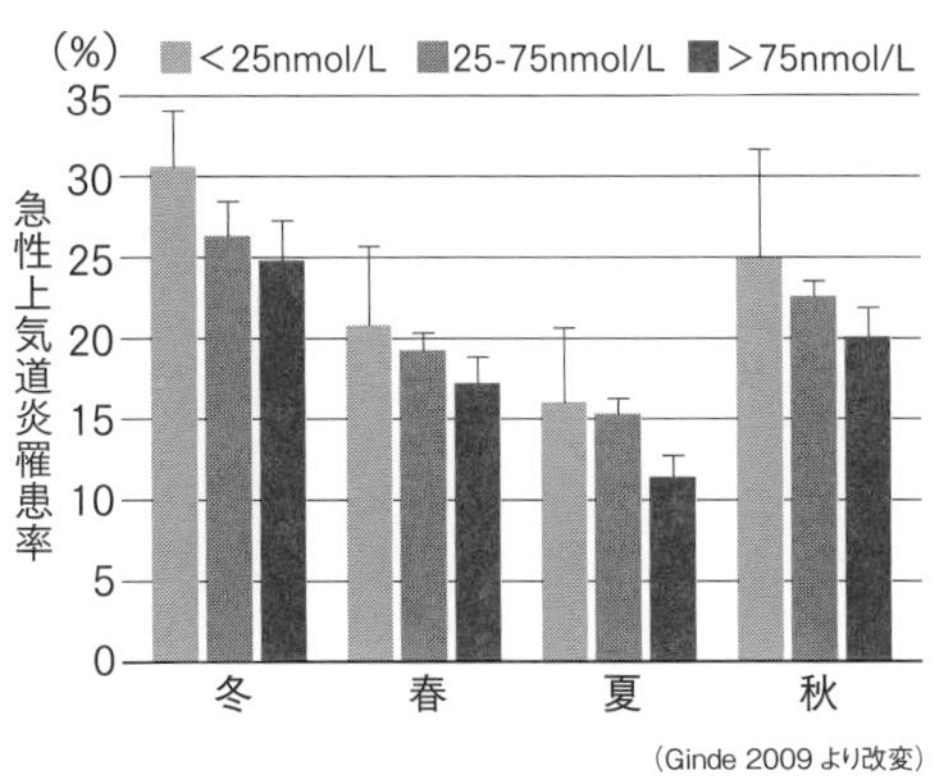

（Ginde 2009より改変）

風邪とビタミンDとの関係では、年間を通じて、ビタミンDが血中に充足ある状態（血中25(OH)D >75nmol/L）のグループでは、ビタミンDが不足または欠乏している状態のグループに比べて風邪の罹患率が有意に低かったという報告がされています[8]が、これがまさに、ビタミンDの不足によって抗菌ペプチドの分泌が低くなり感染しやすくなっていると推測されます。**図表1**

また、複数のメタアナリシスによってビタミンDの摂取は急性上気道炎の予防に効果があり[9)-12)]、２０１９年の研究では、同じくメタアナリシスでビタミンDサプリメントの摂取は急性上気道炎（いわゆる風邪症候群）の罹患率を3％下げることが報告されており、日常からの摂取が推奨されています[13)]。

また、ビタミンD栄養状態の指標である血中25(OH)D濃度が欠乏状態（<25nmol/L）であるグループでは、ビタミンDの摂取によって急性上気道炎の罹患率が28％下がったと報告されています。ちなみに日本では成人の82・5％、特に女性に限れば88％がビタミンD欠乏または不足状態であると報告されています[14)]。

欧州食品安全委員会（EFSA）では「ビタミンDは免疫機能の正常な働きに貢献する」「ビタミンDは子供の免疫機能の正常な働きに貢献する」という表示が認められており、「ビタミンDの免疫システムに関する効果は、子供も含めた一般の全ての年齢層に及ぶと考えられる」と結論付けられています[15)]。

◉ビタミンC

ビタミンCにはやはり免疫細胞の1つである単球や好中球の働きを助けて、自然免疫能を高める機能があります。2013年に発表されたコクランレビューでは、1日200㎎以上のビタミンCの摂取をしたプラセボ比較試験に限定して、ビタミンCの効果を分析しています[16)]。

1万1306人を対象とした試験では、普段健康な人がビタミンCを常時摂取しても、風邪の罹患率への効果はみられないという結果が出ています。しかし、風邪をひいている9745件を対象とした31の試験の結果からは、日頃からビタミンCのサプリメントを200㎎以上、毎日摂取している人では、わずかではありますが一貫して風邪の症状の持続期間が短縮されていることがわかりました。

さらに、マラソン走者など強い肉体的ストレスにさらされている598人が参加した5つの試験では、ビタミンCによって風邪のリスクが半分に低下しました。

図表2 ビタミンCと風邪の症状の持続期間

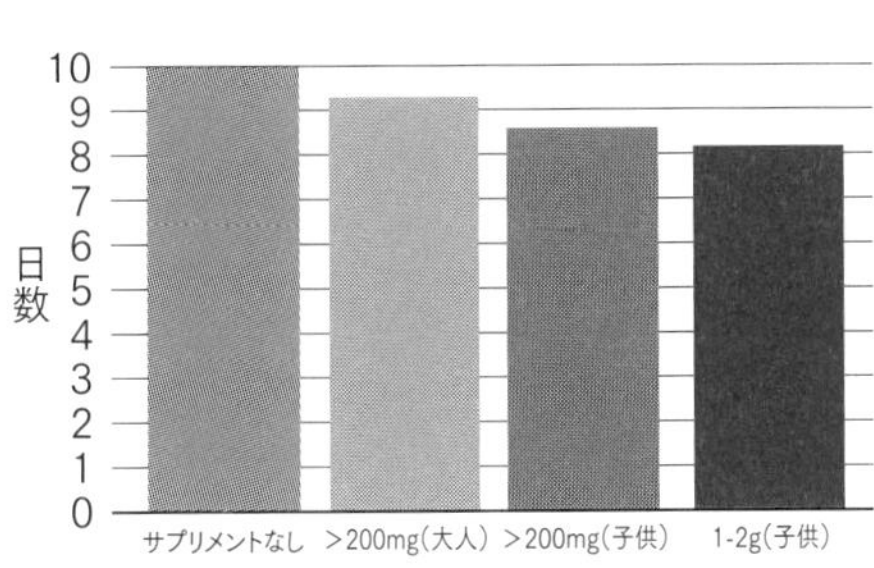

ちなみに、2018年に発表されたメタアナリシスでは日頃から1000mg以上のビタミンCを摂取しているグループでは、風邪の症状の持続期間が短縮されたのに加えて、胸痛や悪寒、発熱などの症状が有意に低かったという結果も報告されています[17]。**図表2**

高齢患者を対象にビタミンCの肺炎の予防と治療における効果を評価した臨床試験では、最も重症の患者グループに限定されますが、日常からビタミンCのサプリメント200mg以上を毎日摂取してグループの死亡率および重症度が低下するという報告もあります[12]。しかし風邪と同様に、ビタミンCの単回投与では肺炎の罹患率に影響を与えないという結果がメタアナリシスで報告されています[18]。

欧州食品安全委員会（EFSA）で認められているヘルスクレームの中に、「ビタミンCは免疫系の正常な働きに貢献する」と「ビタミンCは激しい運動中および激しい運動後の免疫系の正常な働きを維持することに貢献する」という表示が認められています[19][20]。さらに最初の表示は、3歳までの乳幼児を対象とした表記も認められています[21]。

今回は、特にビタミンDとビタミンCを取り上げましたが、他のビタミンやミネラルにもそれぞれ免疫機能に関する多くの研究が行われています。ちなみに、オメガ3脂肪酸（EPAやDHA）も免疫応答に重要な役割を果たすという研究があり、オメガ3脂肪酸の適切な摂取は、過剰な炎症反応を抑えて感染症に対して体が的確に応答をするのを助けることが科学的根拠に基づいて明らかにされています[22]。

【参考文献】

1) 東京都福祉保健局（２０１９）都内のインフルエンザ「流行注意報」 https://www.fukushihoken.metro.tokyo.lg.jp/kourei/hoken/kaigo_lib/tyuui/infuruenza_tyuuihou.files/inhuruenza_chuuihou_puresu.pdf; accessed 28 February 2020.

2) Gombart, AF, Pierre, A and Maggini, S (2020). "A Review of Micronutrients and the Immune System–Working in Harmony to Reduce the Risk of Infection." Nutrients 12(1): 236.

3) Katona, P and Katona-Apte, J (2008). "The Interaction between Nutrition and Infection." Clinical Infectious Diseases 46(10): 1582-1588.

4) Calder, PC (2013). "Omega-3 polyunsaturated fatty acids and inflammatory processes:nutrition or pharmacology?" British Journal of Clinical Pharmacology 75(3): 645-662.

5) Carr, AC and Maggini, S (2017). "Vitamin C and Immune Function." Nutrients 9(11): 1211.

6) Greiller, CL and Martineau, AR (2015). "Modulation of the Immune Response to Respiratory Viruses by Vitamin D." Nutrients 7(6): 4240-4270.

7) Gombart, AF (2009). "The vitamin D-antimicrobial peptide pathway and its role in protection against infection." Future Microbiology 4(9): 1151-1165.

8) Ginde, AA, Mansbach, JM and Camargo, CA, Jr (2009). "Association Between Serum 25-Hydroxyvitamin D Level and Upper Respiratory Tract Infection in the Third National Health and Nutrition Examination Survey." Archives of Internal Medicine 169(4): 384-390.

9) Autier, P, Mullie, P, Macacu, A, et al. (2017). "Effect of vitamin D supplementation on nonskeletal disorders: a systematic review of meta-analyses and randomised trials." The Lancet Diabetes & Endocrinology 5(12): 986-1004.

11) Charan, J, Goyal, JP, Saxena, D, et al. (2012). "Vitamin D for prevention of respiratory tract infections: A systematic review and meta-analysis." J Pharmacol Pharmacother 3(4): 300-303.

12) Martineau, AR, Jolliffe, DA, Hooper, RL, et al. (2017). "Vitamin D supplementation to prevent acute respiratory tract infections: systematic review and meta-analysis of individual participant data." BMJ 356: i6583.

13) Martineau, AR, Jolliffe, DA, Greenberg, L, et al. (2019). "Vitamin D supplementation to prevent acute respiratory infections: individual participant data meta-analysis." Health Technol Assess 23(2): 1-44.

14) Yoshimura, N, Muraki, S, Oka, H, et al. (2013). "Profiles of vitamin D insufficiency and deficiency in Japanese men and women: association with biological, environmental, and nutritional factors and coexisting disorders: the ROAD study." Osteoporosis International 24(11): 2775-2787.

15) EFSA Panel on Dietetic Products Nutrition Allergies (2015). "Scientific Opinion on the substantiation of a health claim related to vitamin D and contribution to the normal function of the immune system pursuant to Article 14 of Regulation (EC) No 1924/2006." EFSA Journal 13(5): 4096.

16) Bergman, P, Lindh, ÅU, Björkhem-Bergman, L, et al. (2013). "Vitamin D and Respiratory Tract Infections: A Systematic Review and Meta-Analysis of Randomized Controlled Trials." PLOSONE 8(6): e65835.

17) de Oliveira, C, Hirani, V and Biddulph, JP (2018). "Associations Between Vitamin D Levels and Depressive Symptoms in Later Life: Evidence From the English Longitudinal Study of Ageing (ELSA)." The journals of gerontology. Series A, Biological sciences and medical sciences 73(10): 1377-1382.

18) Hemilä, H and Louhiala, P (2013). "Vitamin C for preventing and treating pneumonia."Cochrane Database of Systematic Reviews(8).

19) EFSA Panel on Dietetic Products Nutrition Allergies (2009). "Scientific Opinion on the substantiation of health claims related to vitamin C and protection of DNA, proteins and lipids from oxidative damage (ID 129, 138, 143, 148), antioxidant function of lutein (ID 146),maintenance of vision (ID 141, 142), collagen formation (ID 130, 131, 136, 137, 149),function of the nervous system (ID 133), function of the immune system (ID 134), function of the immune system during and after extreme physical exercise (ID 144), non-haem iron absorption (ID 132, 147), energy-yielding metabolism (ID 135), and relief in case of irritation in the upper respiratory tract (ID 1714, 1715) pursuant to Article 13(1) of Regulation (EC) No1924/2006." EFSA Journal 7(10): 1226.

20) EFSA Panel on Dietetic Products Nutrition Allergies (2010). "Scientific Opinion on the substantiation of health claims related to vitamin C and reduction of tiredness and fatigue(ID 139, 2622), contribution to normal psychological functions (ID 140), regeneration of the reduced form of vitamin E (ID 202), contribution to normal energy-yielding metabolism (ID 2334, 3196), maintenance of the normal function of the immune system (ID 4321) and protection of DNA, proteins and lipids from oxidative damage (ID 3331) pursuant to Article 13(1) of Regulation (EC) No 1924/2006." EFSA Journal 8(10): 1815.For Internal Use Only

21) EFSA Panel on Dietetic Products Nutrition Allergies (2015). "Vitamin C and contribution to the normal function of the immune system: evaluation of a health claim pursuant to Article 14 of Regulation (EC) No 1924/2006." EFSA Journal 13(11): 4298.

22) 8 Calder, PC (2013). "Omega-3 polyunsaturated fatty acids and inflammatory processes:nutrition or pharmacology?" British Journal of Clinical Pharmacology 75(3): 645-662.

第6章

免疫力を上げる食品素材

◇ビフィズス菌 BB536
◇シールド乳酸菌®
◇ラクトフェリン
◇プロポリス
◇カシス
◇モノグルコシル ヘスペリジン
◇ベータヴィア・コンプリート™
◇ユーグレナグラシリス EOD-1株由来 パラミロン
◇冬虫夏草
◇補中益気湯（漢方薬）
◇ルミンA

◎臨床試験

免疫というと、ビフィズス菌や乳酸菌が頭に浮かぶ方は多いのでは？

免疫を維持してくれる食品素材として皆さんもよくご存じの代表的な食品素材が「ビフィズス菌」や「乳酸菌」ですね。ヨーグルトをはじめとして、さまざまな製品に応用されています。

私たちの腸の中には数百種類、およそ40兆個の細菌が棲んでいるといわれています。体に良い影響を与える菌や反対に腐敗産物などを作って悪影響を及ぼす菌、まだその働きがよくわかっていない菌などが常に生存競争を繰り広げながら腸内のバランスを保っています。その体に良い影響を与える菌の代表格がビフィズス菌や乳酸菌ということになります。

ビフィズス菌はビフィドバクテリウム（*Bifidobacterium*）属に分類される細菌のみをさす名称で、乳酸と酢酸を作り出します。現在は約70以上の種類がわかっておりますが、ヒトの腸内からは10菌種程度しか見つかっていません。

一方の乳酸菌はブドウ糖を発酵させて乳酸を50％以上の割合でつくる微生物の総称で分類上の学名ではなく総称になります。現在、２５０種以上がわかっており、発酵乳や乳酸菌飲料、チーズ、さらには漬物、味噌、醤油、ワインなどの発酵食品全般に利用されていますね。

日本では20世紀からすでに世界に先駆けて、ビフィズス菌や乳酸菌の具体的な作用や作用メカニズムについて多くの研究が行われていました。特に、近年では、遺伝子を解析するなど技術が大きく進歩し、ビフィズス菌や乳酸菌の果たす健康や疾病などとの関連を調べる研究も飛躍的に発展してきています。

「下痢や便秘を予防・緩和」「腸内環境を改善」等の作用の機能は、特定保健用食品（トクホ）や機能性表示食品として、ヨーグルトなどの商品に記載されているものをご覧になってご存じの方も多いかと思います。

しかし、ビフィズス菌や乳酸菌も先ほど申し上げました通り多くの種類があり、その機能が確認されている種類はまだ限られたものしかありません。そこで、ここでは科学的根拠が証明されているビフィズス菌と乳酸菌をそのデータとともにご紹介したいと思います。

ビフィズス菌 BB536

ヒト試験で高齢者での感染予防効果！

ビフィズス菌の中でも、最も研究が進んでさまざまな機能性が確認されたも

の の１つがビフィズス菌ＢＢ５３６（菌株の正式名称は「*Bifidobacterium longum* *BB536*」）です。ヒトの腸管から発見されました。

「腸内のビフィズス菌を増やして腸内環境を良好にし、おなかの調子を整えます」という内容の表示で特定保健用食品（トクホ）として許可されており、機能性表示食品としても５４商品（２０２０年４月27日現在）がすでに届出を完了しています。（ビフィズス菌全体では１１１４製品が届出完了：２０２０年４月27日現在）

この、ビフィズス菌ＢＢ５３６を１９６９年に発見して以来、発酵乳や飲料に応用してきたビフィズス菌のパイオニアが森永乳業株式会社（以下：森永乳業）です。森永乳業では、独自の研究によって自社のビフィズス菌ＢＢ５３６に関して、免疫調節機能をはじめとして、感染防御機能[1)2)]、便秘の改善や下痢の緩和等による腸内環境の改善機能[3)-5)]、アレルギー抑制機能[6)7)]などの研究結果が報告されています。

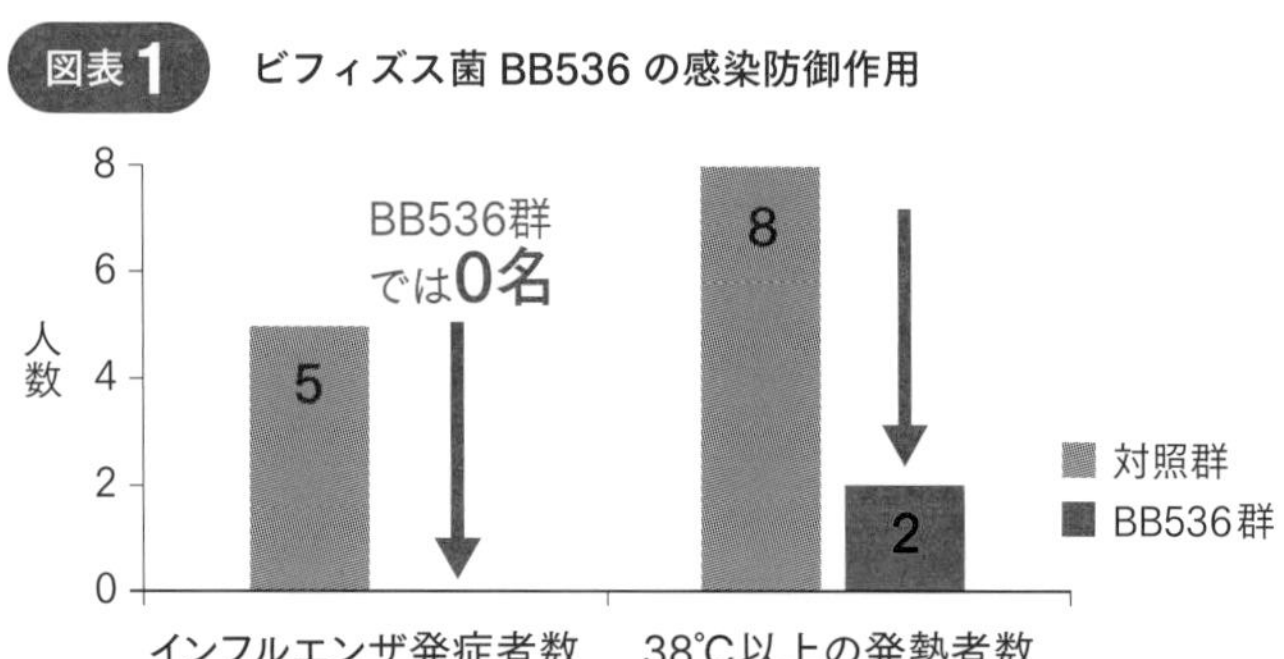

図表1　ビフィズス菌 BB536 の感染防御作用

まずは、「高齢者でのインフルエンザ感染予防・免疫力の維持」を研究した試験をご紹介しましょう。

療養施設に入居している65歳以上の高齢者27人を対象にした試験です。この27人を2つのグループに分けて13人はビフィズス菌ＢＢ５３６を摂取したグループ、残り14人はビフィズス菌を摂取していなかったグループとして20週間経過した後の両グループを比較してみました。

すると、ビフィズス菌ＢＢ５３６を摂取していなかったグループではインフルエンザを発症したのが8人、38℃以上の発熱をした人が5人出たのに対して、ビフィズス菌ＢＢ５３６を摂取したグループではインフルエンザの発症は0人で、38℃以上の発熱をした人は2人と減少し、末梢血リンパ球のNK細胞活性と好中球殺菌能の増加がみられました[1]。**図表1**

また、別の試験でも、ビフィズス菌BB536が免疫細胞に与える影響を調べております。65歳以上の経腸栄養管理を受ける高齢者45人を対象に、23人にはビフィズス菌BB536入りの粉末を、22人にはビフィズス菌BB536の入っていない粉末をそれぞれ12週間食べてもらいNK細胞の活性化の動きを見た試験では、ビフィズス菌BB536の入った粉末を食べた群の方が入っていない粉末を食べた群に比べてNK細胞の活性が維持される傾向にあることがわかりました[8]。**図表2**

図表2 ビフィズス菌BB536摂取による免疫指標への影響

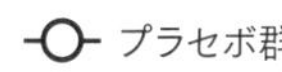

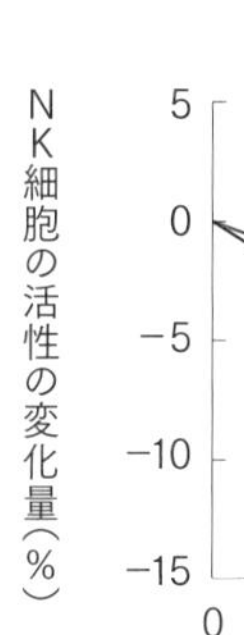

このＮＫ細胞は第１章でもご説明した通り、体の免疫機能に重要な働きをする細胞で、この結果からビフィズス菌ＢＢ５３６は免疫機能を維持する働きがある可能性が高いことがわかりました。

これらの試験から、高齢者に対して、インフルエンザの感染を抑制し、感染した場合でも発熱などの症状を抑えることが示唆されます。

さらに、マレーシアでは2～6歳の幼稚園児５２０人に対しての大規模な臨床試験も行われています。園児をランダムに2群に分けて、２５９人の児童にはビフィズス菌ＢＢ５３６の粉末を食べてもらい、２６１人にはビフィズス菌ＢＢ５３６の入っていないデキストリンの粉末を食べてもらって10カ月後の結果を比較してみました[2)]。

その結果、ビフィズス菌ＢＢ５３６の粉末を食べていた群ではビフィズス菌を食べていなかった群に比べて、発熱症状が27％抑えられたほか、上気道感染でみられる症状である鼻水が15％、咳が16％減少し、さらにのどの痛みに至っては46％も軽減されていました。これらの結果から、ビフィズス菌ＢＢ５３６の摂取が風邪の症状の発症を抑えることが示唆されました。

この試験の結果からは、子供に対しても風邪の症状の緩和に効果があることがわかりますね。

【引用文献】

1) Namba K et al. Effects of *Bifidobacterium longum* BB536 administration on influenza infection, influenza vaccine antibody titer, and cell-mediated immunity in the elderly. Biosci Biotechnol and Biochem. 2010; 74(5): 939-945.
2) Lau AS et al. *Bifidobacterium longum* BB536 alleviated upper respiratory illnesses and modulated gut microbiota profiles in Malaysian pre-school children. Benef Microbes. 2018; 9(1): 61-70.
3) Ogata T et al. Effect of *Bifidobacterium longum* BB536 administration on the intestinal environment, defecation frequency and fecal characteristics of human volunteers. Bioscience Microflora. 1997; 16, 53-58.
4) Yaeshima T et al. Effect of yogurt containing *Bifidobacterium longum* BB536 on the intestinal environment, fecal characteristics and defecation frequency: A comparison with standard yogurt. Bioscience Microflora. 1997; 16, 73-77.
5) Kondo J et al. Modulatory effects of *Bifidobacterium longum* BB536 on defecation in elderly patients receiving enteral feeding. World J Gastroenterol. 2013; 19, 2162-2170.
6) Xiao JZ et al. Effect of probiotic *Bifidobacterium longum* BB536〔corrected〕in relieving clinical symptoms and modulating plasma cytokine levels of Japanese cedar pollinosis during the pollen season. A randomized double-blind, placebo-controlled trial. J Investig Allergol Clin Immunol.

2006; 16, 86-93.

7) Xiao JZ et al. Probiotics in the treatment of Japanese cedar pollinosis: a double-blind placebo-controlled trial. Clin Exp Allergy. 2006; 36, 1425-1435.

8) Akatsu H et al. Clinical effects of probiotic *Bifidobacterium longum* BB536 on immune function and intestinal microbiota in elderly patients receiving enteral tube feeding. J Parenter Enteral Nutr. 2013; 37(5): 631-640.

シールド乳酸菌®

ワクチン接種における抗体価増加を確認！

「シールド乳酸菌®」は、森永乳業が保有している数千の菌株の中から、免疫力をアップさせる働きに注目して長年の研究から発見された人由来の乳酸菌で、*Lactobacillus paracasei* という種類の1つです。

サプリメントなどの健康食品だけでなく、味噌汁、飲料、菓子、調味料など生活に身近な食品でも数多く利用されています。「シールド乳酸菌®」のシールドは「盾」という意味です。盾のように外敵から人の体を守る働きを持つことから名付けられました。

第1章でもご説明しました通り、人の免疫システムは免疫細胞（白血球やリンパ球）が、体内に侵入してきたウイルスや病原菌、がん細胞などからだに有害な外敵を発見し排除することで機能しています。

実はこの免疫細胞のうち約60％が特に外敵に接することの多い腸内に存在しています。特に、このシールド乳酸菌®は免疫細胞を用いてインターロイキン－12（IL－12）の活性化を一つの指標に、免疫を活性化する作用の期待できる乳酸菌株として選抜されました[1]。

老人ホームにいらっしゃる65歳以上の高齢者42人に対して行った試験をご紹介します。21人にはシールド乳酸菌®が入ったゼリーを、別の21人にはシールド乳酸菌®が入っていないゼリーを6週間飲んでいただき、摂取開始3週間後にインフルエンザワクチン接種を受けていただきました。

ワクチンには、3種類（A／H1N1型、A／H3N2型、B型）のインフルエンザウイルス抗原が含まれており、各抗原に対する免疫応答（HI抗体価）を調べました。

その結果、被験者全体ではワクチン接種の応答性に差はみられないものの、免疫応答性が低下した85歳以上の超高齢者では、乳酸菌が入っていないゼリーを飲んだ人は1種類の抗体価のみ増加したのに対し、シールド乳酸菌®が入ったゼリーを飲んだ人たちは3種類の抗原全てでワクチン接種に応答して抗体価が有意に増加しました[2)]。図表3

このように、加齢などによって特に免疫力の低下した人たちにとってはシールド乳酸菌®を摂取することによってワクチン接種の効果を上げる可能性があることがわかりました[2)]。

また、65歳以上の被験者62人を対象にした別の試験では、シールド乳酸菌®が入った食品を食べた人たちは入っていない食品を食べた人たちに比べて、血液中の免疫細胞の数などから計算される「免疫力スコア」が高かったことが報告されています[3)]。この試験では「笑うこと」や「疲れやすさ」なども有意に改善していたことから、疲労の自覚症状と免疫の関連性についても考察されています。

さらに、もうひとつ18歳以上の健常女性に対して行われた試験もご紹介しましょ

図表3

85歳以上の超高齢者におけるワクチン抗体価増強作用
(薄い色：摂取前、濃い色：摂取後)

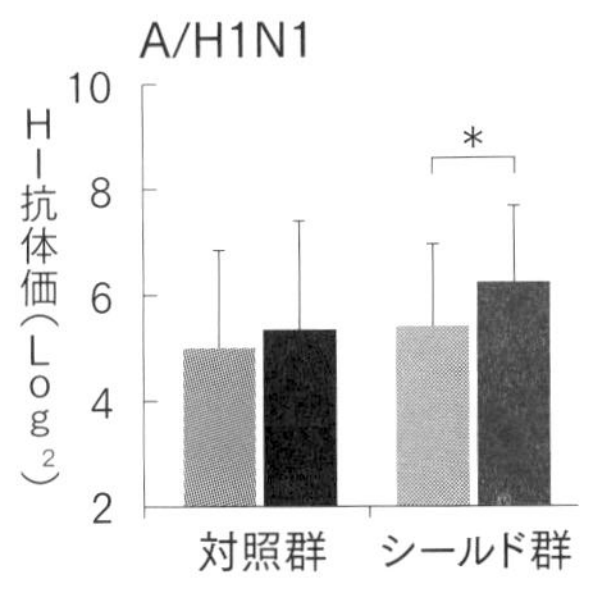

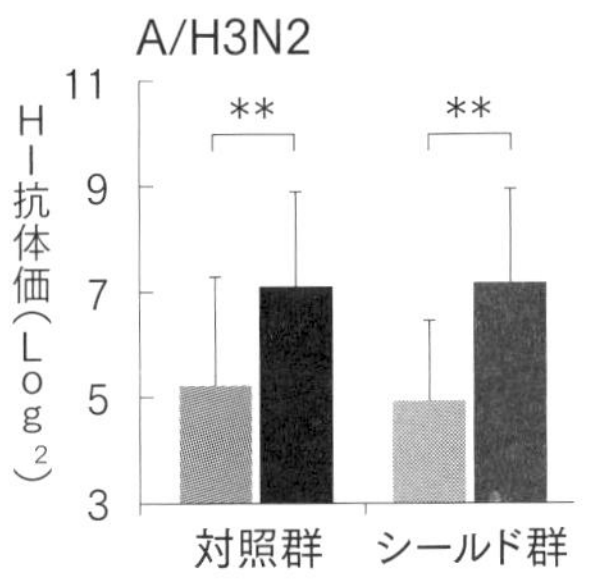

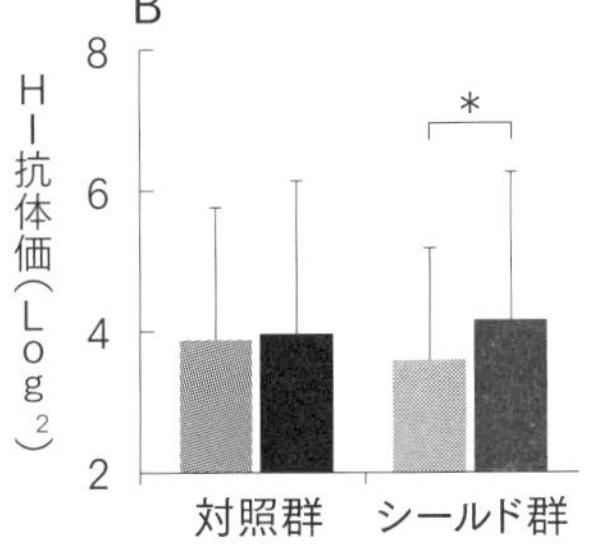

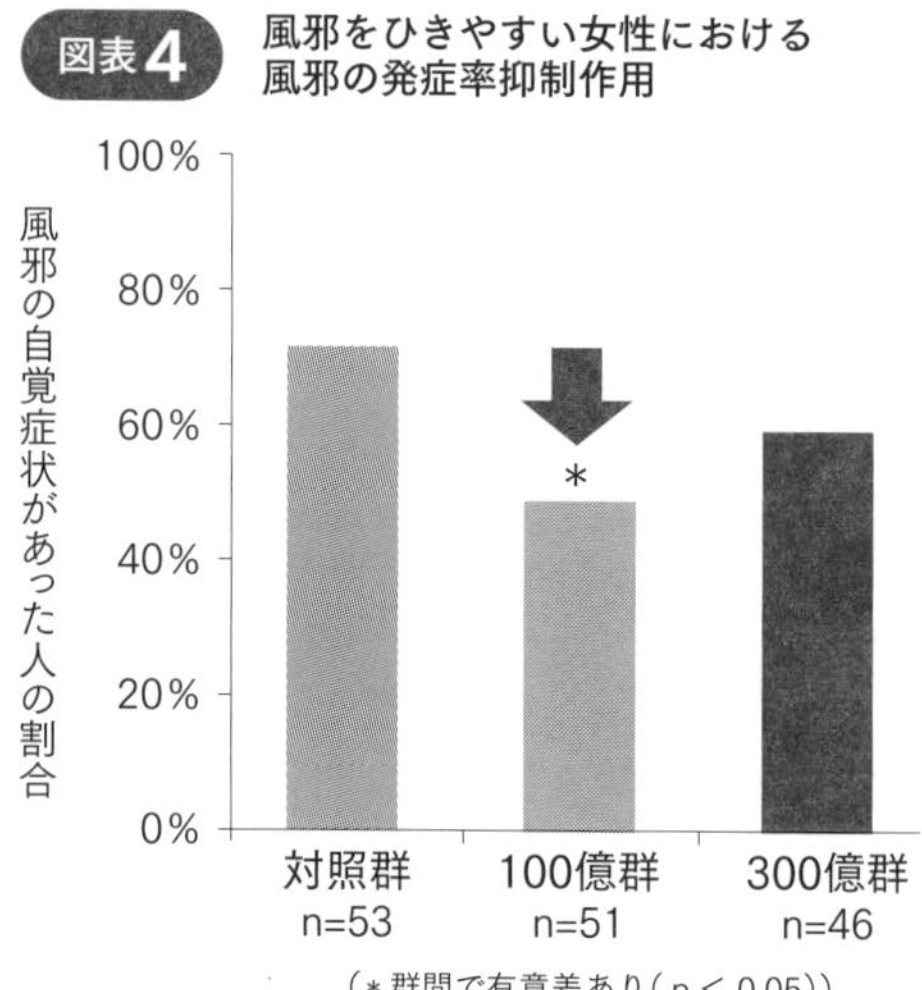

う。この試験参加に同意した健常女性２４１人を３つのグループに分けて、シールド乳酸菌®が１００億個入った粉末、シールド乳酸菌®３００億個入った粉末、そしてシールド乳酸菌®が入っていない粉末のいずれかをそれぞれ12週間飲んでいただきました。

そして、前年に風邪を発症した風邪を引きやすいサブグループ１５０人において、12週間後に風邪の自覚症状がでる人の数を比べたところ、シールド乳酸菌®を食べた人たちのほうが風邪の症状を訴える人が有意に少ないことがわかりました。さらに、症状の重さや症状を感じる日数に関しても軽減されていることがわかっています[4)]。つまり、この試験では、シールド乳酸菌®が風邪の発症率を抑え、症状を軽減する効果が期待できる可能性があることがわかったということになります。**図表4**

実は、生きている菌は乳酸や酢酸といった代謝産物を産生し、それが腸内環境にいい働きをすることがわかっています。一方、シールド乳酸菌®のように殺菌された菌は「加熱殺菌体」と呼ばれる菌体で、生きていません。少し前までは「生きた」菌が注目された時代もあったのですが、研究が進むにつれて生きた菌にも殺菌された菌にもそれぞれの機能があることがわかってきました。

生きている菌と比べると、シールド乳酸菌®は代謝産物を生成しないので整腸効果や腸内環境に対する影響は違うと考えられますが、一方で前述の結果のように加熱殺菌された状態でも免疫応答性を高めたり、感冒症状を軽減したりすることがわかってきており、今後のさらなる研究が期待されます。

森永乳業では安全性の試験も行われており、食経験などからも安全性もきちんと担保されていますので、長期間にわたって食べることにも大変おすすめの乳酸菌の1つです。また、この加熱殺菌体は食品に応用する際に取り扱いが容易であるため、乳製品だけでなく、チョコレートや飴などのお菓子や一般食品への応用が可能でさらなる普及が期待されています。

【引用文献】
1) 前畑葉月・村田麻衣、*Lactobacillus paracasei* MCC1849 の免疫賦活作用と食品への応用：Milk Science. 2019; 68(3), 180-187.
2) Maruyama M et al. The effects of non-viable *Lactobacillus* on immune function in the elderly: a randomised, double-blind, placebo-controlled study. Int J Food Sci Nutr. 2016; 67(1):67-73.
3) 下野智弘ら、*Lactobacillus paracasei* MCC1849 を含有する栄養補助飲料の摂取による高齢者の免疫賦活効果—ランダム化非盲検並行群間比較試験：薬理と治療、2019；47(1):97-113.
4) Murata M et al. Effects of paraprobiotic *Lactobacillus paracasei* MCC1849 supplementation on symptoms of the common cold and mood states in healthy adults. Benef Microbes. 2018; 9(6):855-864.

ラクトフェリン

ヒト試験で呼吸器感染症抑制効果も！

以前から、母乳で育った赤ちゃんは人工乳で育った赤ちゃんに比べて、病気になりにくいということが知られていました。

そこで、特に初乳に多く含まれることから母乳中の感染防御成分の1つとして着目し、森永乳業株式会社が長年研究を重ねてきたのが「ラクトフェリン」です。乳（ラクト）中の鉄（フェリン）結合物質であることからその名がつけられた「鉄結合性の糖タンパク質」で、特にヒトの乳に含まれるタンパク質の約20％を占め、乳児の生体防御に重要な働きをすることがわかっています[1)]。人間の体内では、乳や涙、唾液、鼻汁などの分泌液や血漿、さらに免疫細胞の好中球などに含まれています。

ラクトフェリンは幅広い病原性の細菌・真菌やウイルスに対して抗微生物作用を示すことが研究で知られています。通常、タンパク質は胃や腸で小さなペプチドに分解されてしまうのですが、ラクトフェリンは胃の消化酵素で分解されると「ラクトフェリシン」という活性ペプチドとなって、ラクトフェリンより強い抗菌作用を示すことがわかっています[2)]。

さらに面白いことに、ラクトフェリンの抗菌作用はあくまでも病原性の細菌がターゲットであり、ビフィズス菌に対しては逆に増殖作用があることがわかっています。[3)] また、ラクトフェリンがリゾチームと協力して大腸菌の増殖を抑制することも確認されています[4)]。

ちなみにラクトフェリンは牛乳の中にも含まれていますが、その量はヒトの乳に含まれる量の約10％と非常に少なく、さらに熱を加えると変性して機能を失ってしまいます。そこで、森永乳業では非加熱の乳原料から高純度のラクトフェリンを抽出する技術や、加熱しても変性しづらい殺菌技術を開発し、育児用粉乳やヨーグルト、サプリメントなどの食品に配合されています[5)]。

◉ラクトフェリンの抗ウイルス作用

ラクトフェリンは呼吸器に感染する各種ウイルスに対して抗ウイルス作用を示すことが多くの研究で報告されています[6)]。

まず、牛乳由来のラクトフェリンが、風邪の症状に関して最も代表的なヒトライノウイルスＢ14株（HRV-B14）に対して抗ウイルス作用を示すことが報告されています。これはラクトフェリンが細胞表面にある受容体でウイルスと競合することによることが推定されています[7)]。図表1

図表1 ラクトフェリンが抗ウイルス作用を示す呼吸器感染ウイルス

ライノウイルス、コロナウイルス、パラインフルエンザウイルス、ＲＳウイルス、インフルエンザウイルス、アデノウイルス、ポリオウイルス、エンテロウイルス、コクサッキーウイルス、エコーウイルス、ヘルペスウイルス

　また、ＳＡＲＳコロナウイルスの疑似ウイルスに対する牛乳由来のラクトフェリンの抗ウイルス作用も報告されています。これは、ラクトフェリンが細胞表面の糖鎖に結合、ウイルスが細胞に付着するのを抑制することを示唆しています[8]。

　さらに、ヒトパラインフルエンザウイルス２型（ｈＰＩＶ－２）[9]やＲＳ（呼吸器合胞体）ウイルス[10][11]、Ａ型インフルエンザ[12]に対する抗ウイルス作用も報告されています。

◉ラクトフェリンの免疫調節作用

　また、病原性の細菌やウイルスの粘膜への付着を抑制すると考えられている分泌型免疫グロブリンＡ（ｓＩｇＡ）の産生促進[13][14]やＮＫ細胞の活性化[15][16]、好中球

図表2 ラクトフェリンのヒトでの呼吸器感染症に対する抑制効果

対象	bLFの用量	主な効果	文献
低出生体重児	200mg/kg 体重 / 日	気管支炎の減少	21)
乳児（4-6カ月齢）	35.8mg/ 日	呼吸器疾患の発症率の減少、期間の短縮、呼吸器症状の発症率の減少	22)
乳児（0-4週齢）	850mg/L	下気道疾患の発症率の減少	23)
乳児（10-14日齢）	600mg/L ＋乳脂肪球皮膜	呼吸器疾患の発症率、エピソード数の減少	24)
幼児（12-32カ月齢）	48mg/ 日	摂取期間の急性呼吸器症状の日数の減少、摂取後期間の急性呼吸器症状の有症率、日数の減少	25)
小児（3-7歳）	900mg/ 日 ＋クルクミン	再発性呼吸器感染症の減少	26)
成人	600mg/ 日	風邪の期間の短縮	17)
成人	400mg/ 日 ＋免疫グロブリン	風邪、症状の発症の減少	27)
成人	600mg/ 日 ＋ビフィズス菌 ＋ミルクオリゴ糖	風邪の発症率、日数の減少	28)

貪食能の活性化[17)]、感染症による肺の炎症の軽減[18)19)]、肺の病変や炎症性サイトカインのレベルの低減[20)]等の機能が確認されています。

さらに、ヒト試験でも、呼吸器感染症の抑制効果が報告されており、免疫調節作用を介して、ウイルスから気道粘膜を保護したり、ウイルスに感染した細胞を排除して感染拡大を予防したり、過剰な炎症を抑制したり、症状を軽減するなど、数々の免疫作用の可能性が示唆されています。これらの研究を表にまとめました。**図表2**

これらのことから、ラクトフェリンは抗ウイルスという直接的な作用と免疫調節作用を介した間接的な作用の双方で、呼吸器感染症の発症を抑制して症状を軽減することが期待されます。

【引用文献】

1) Masson PL, Heremans JF. Lactoferrin in milk from different species. Comp Biochem Physiol B 1971; 39: 119-129.
2) Wakabayashi H, Takase M, Tomita M. Lactoferricin derived from milk protein lactoferrin. Curr Pharm Des. 2003; 9: 1277-1287.
3) Oda H, Wakabayashi H, Yamauchi K, Abe F. Lactoferrin and bifidobacteria. Biometals. 2014; 27: 915-922.
4) Suzuki T, Yamauchi K, Kawase K, Tomita M, Kiyosawa I, Okonogi S. Collaborative Bacteriostatic Activity of Bovine Lactoferrin with Lysozyme against Escherichia coli O111. Agric Biol Chem. 1989; 53: 1705-1706.
5) Wakabayashi H, Yamauchi K, Abe F. Quality control of commercial bovine lactoferrin. Biometals. 2018; 31: 313-319.
6) Wakabayashi H, Oda H, Yamauchi K, Abe F. Lactoferrin for prevention of common viral infections. J Infect Chemother. 2014; 20: 666-671.
7) Denani CB, Carvalho CAM, Real-Hohn A, Gomes AMO, Santos RA, Roxo T, et al. Evaluation of the antiviral activity of bovine lactoferrin on humam rhinovirus 14(HRV-B14) infection. 23rd Congress of the International Union for Biochemistry and Molecular Biology 2015.
8) Lang J, Yang N, Deng J, Liu K, Yang P, Zhang G, et al. Inhibition of SARS pseudovirus cell entry by lactoferrin binding to heparan sulfate proteoglycans. PLoS One. 2011; 6: e23710.
9) Yamamoto H, Ura Y, Tanemura M, Koyama A, Takano S, Uematsu J, et al. Inhibitory effect of bovine lactoferrin on human parainfluenza virus type 2 infection. Journal of Health Science. 2010; 56 : 613-617.
10) Grover M, Giouzeppos O, Schnagl RD, May JT. Effect of human milk prostaglandins and lactoferrin on respiratory syncytial virus and rotavirus. Acta Paediatr. 1997; 86: 315-316.
11) Sano H, Nagai K, Tsutsumi H, Kuroki Y. Lactoferrin and surfactant protein A exhibit distinct binding specificity to F protein and differently modulate respiratory syncytial virus infection. Eur J Immunol. 2003; 33: 2894-2902.
12) Pietrantoni A, Dofrelli E, Tinari A, Ammendolia MG, Puzelli S, Fabiani C, et al. Bovine lactoferrin inhibits influenza A virus induced programmed cell death in vitro. Biometals. 2010; 23: 465-475.

13) Jang YS, Seo GY, Lee JM, Seo HY, Han HJ, Kim SJ, et al. Lactoferrin causes IgA and IgG2b isotype switching through betaglycan binding and activation of canonical TGF-β signaling. Mucosal Immunol. 2015; 8: 906-917.
14) Uesaki S, Imanaka H, Suido H, Kondo S, Suwa M, Matsumoto M. Effects of lactoferrin supplementation on immunoglobulin A secretion, enteric environment and sleep quality in healthy adults - randomized, placebo-controlled, double-blind study. Jpn Pharmacol Ther. 2016; 44: 1347-1360.
15) Kuhara T, Yamauchi K, Tamura Y, Okamura H. Oral administration of lactoferrin increases NK cell activity in mice via increased production of IL-18 and type I IFN in the small intestine. J Interferon Cytokine Res. 2006; 26: 489-499.
16) Merolla R, Rebert NA, Tsiviste PT, Hoffmann SP, Panuska JR. Respiratory syncytial virus replication in human lung epithelial cells: inhibition by tumor necrosis factor alpha and interferon beta. Am J Respir Crit Care Med. 1995; 152: 1358-1366.
17) Oda H, Wakabayashi H, Tanaka M, Yamauchi K, Sugita C, Yoshida H, et al. Effects of lactoferrin on infectious diseases in Japanese summer: a randomized, double-blinded, placebo-controlled trial. J Microbiol Immunol Infect. 2020; (doi.org/10.1016/j.jmii.2020.02.010.)
18) Shin K, Wakabayashi H, Yamauchi K, Teraguchi S, Tamura Y, Kurokawa M, et al. Effects of orally administered bovine lactoferrin and lactoperoxidase on influenza virus infection in mice. J Med Microbiol. 2005; 54: 717-723.
19) Han N, Li H, Li G, Shen Y, Fei M, Nan Y. Effect of bovine lactoferrin as a novel therapeutic agent in a rat model of sepsis-induced acute lung injury. AMB Express. 2019; 9: 177.
20) Yen CC, Chang WH, Tung MC, Chen HL, Liu HC, Liao CH, et al. Lactoferrin Protects Hyperoxia-Induced Lung and Kidney Systemic Inflammation in an In Vivo Imaging Model of NF-κB/Luciferase Transgenic Mice. Mol Imaging Biol. 2020; 22: 526-538.
21) Ochoa TJ, Zegarra J, Bellomo S, Carcamo CP, Cam L, Castañeda A, et al. Randomized controlled trial of bovine lactoferrin for prevention of sepsis and neurodevelopment impairment in infants weighing less than 2000 grams. J Pediatr. 2020; 219: 118-125. e5.
22) Chen K, Chai L, Li H, Zhang Y, Xie HM, Shang J, et al. Effect of bovine lactoferrin from iron-fortified formulas on diarrhea and respiratory tract infections of weaned infants in a randomized controlled trial. Nutrition. 2016; 32: 222-227.
23) King JC Jr, Cummings GE, Guo N, Trivedi L, Readmond BX, Keane V, et al. A double-blind, placebo-controlled, pilot study of bovine lactoferrin supplementation in bottle-fed infants. J Pediatr Gastroenterol Nutr. 2007; 44: 245-251.
24) Li F, Wu SS, Berseth CL, Harris CL, Richards JD, Wampler JL, et al. Improved Neurodevelopmental Outcomes Associated with Bovine Milk Fat Globule Membrane and Lactoferrin in Infant Formula: A Randomized, Controlled Trial. J Pediatr. 2019; 215: 24-31.e8.
25) Motoki N, Mizuki M, Tsukahara T, Miyakawa M, Kubo S, Oda H, et al. Effects of Lactoferrin-Fortified Formula on Acute Gastrointestinal Symptoms in Children Aged 12-32 Months: A Randomized, Double-Blind, Placebo-Controlled Trial. Frontiers in Pediatrics. 2020; 8: 233.
26) Zuccotti GV, Trabattoni D, Morelli M, Borgonovo S, Schneider L, Clerici M. Immune modulation by lactoferrin and curcumin in children with recurrent respiratory infections. J Biol Regul Homeost Agents. 2009; 23: 119-123.
27) Vitetta L, Coulson S, Beck SL, Gramotnev H, Du S, Lewis S. The clinical efficacy of a bovine lactoferrin/whey protein Ig-rich fraction (Lf/IgF) for the common cold: a double blind randomized study. Complement Ther Med. 2013; 21: 164-171.
28) Oda H, Nakano M, Wakabayashi H, Yamauchi K, Toida T, Iwatsuki K, et al. Questionnaire survey on the subjective effects of a lactoferrin supplement. Japanese Journal of Complementary and Alternative Medicine. 2012; 9: 121-128.

プロポリス

プロポリスで負けないカラダに！

◉民間伝承薬として使われてきたプロポリス

プロポリス（Propolis）は、「プロ（Pro）＝～の前、守る」「ポリス（Polis）＝都市」が語源とされ、つまり、ミツバチの巣を一つの国家と見立てて、ミツバチが巣を守る物質という意味に考えられます。プロポリスは、ミツバチが、種々の植物の新芽や樹脂などから集め、巣箱に塗られた粘着性のある固形天然物質で、巣箱の補強に使われ、巣内の雑菌・ウイルスの繁殖を防ぐと考えられています[1)]。

プロポリスは海外で古くから民間伝承薬として使用されており、日本でも健康食品の素材として長く利用されています。

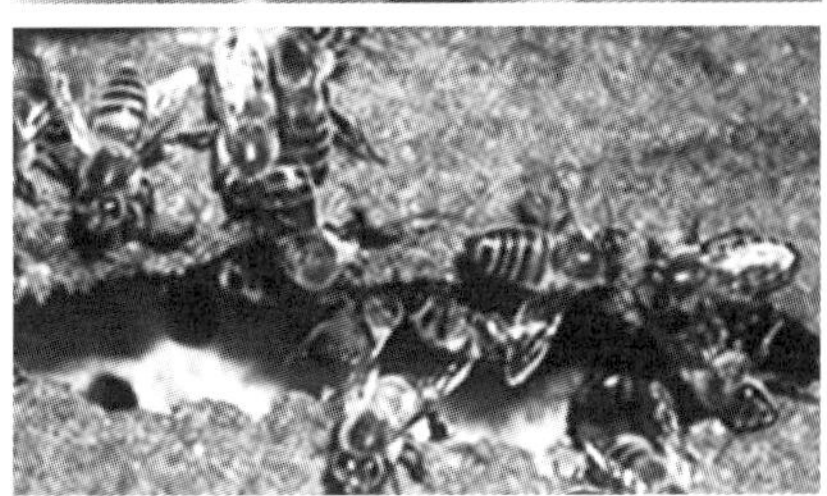

ミツバチが植物の新芽をかじり取る様子（上）
ミツバチが巣箱にプロポリスを貼り付ける様子（下）

◉プロポリスの種類と歴史

起源植物や原産地によって成分の異なるさまざまなタイプのプロポリスが存在し、色や香りも異なります。プロポリスは抽出エキス、粉末等に加工されさまざまな健康食品に利用されています。

歴史は古く、古代エジプトのミイラ製作に用いられ、アリストテレスの著した「動物誌」にも皮膚疾患除去、切り傷、擦り傷、感染症の治療薬として紹介されています。１９７０年代から東欧諸国で研究が進み、日本では１９８５年、第30回国際養蜂会議でプロポリスが紹介されてから広まったと考えられます。

以下、日本国内で多く流通しており、研究も盛んなブラジル産のグリーンプロポリスを中心に機能性を示します。起源植物の多くがポプラであり、主成分がフラボノイドであるヨーロッパ産や中国産のプロポリスに対して、ブラジル産のグリーンプロポリスは主にキク科バッカリス属の *Baccharis dracunculifolia* という植物（現地名：アレクリン・ド・カンポ）を起源としており、フラボノイドの他にアルテピリンCをはじめとする桂皮酸誘導体が含まれているのが特徴で、ハーブ様の芳香を持ち、辛みがあって色が濃いグリーンであることからグリーンプロポリスと呼ばれています。

広大な土地を持つブラジルでは土地に適したアフリカナイズドビーと呼ばれる蜂が生息しており、キラービーとも異名を持つほど性質は荒いが、広範囲のアレクリンを採取してたくさんのプロポリスを生産することができます。

図表1 プロポリス摂取による腹腔内マクロファージの貪食能への影響

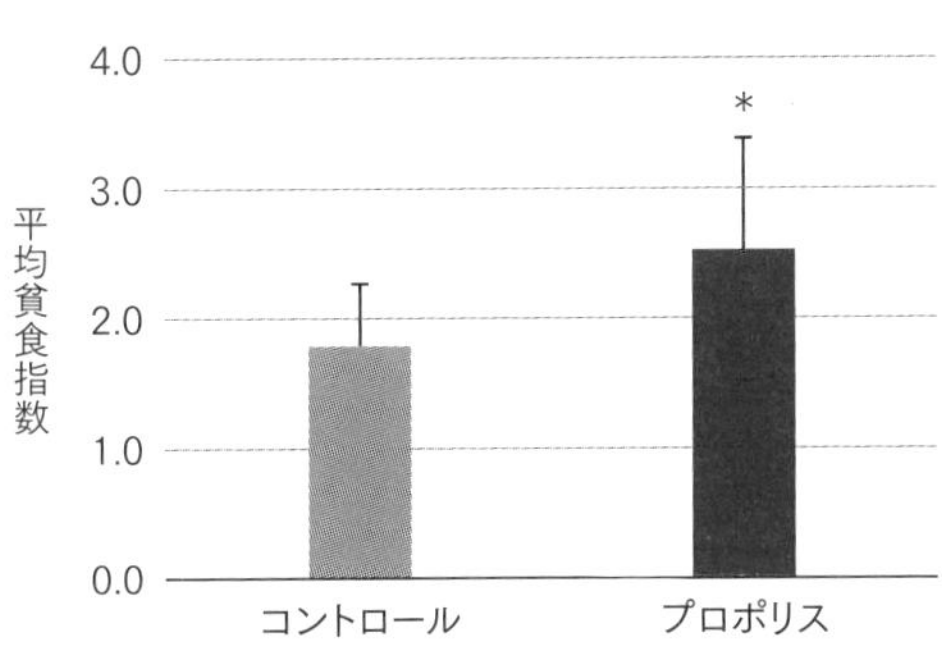

加齢マウスに、植物油に懸濁したプロポリス（353mg/kg）を4週間与えた後、腹腔内マクロファージの貪食能を調べた。コントロール群にはプロポリスを含まない植物油を与えた（n=10、平均値±標準偏差、* p＜0.05）

◉プロポリスの機能性①
病原体などを認識し排除する生体防御機能を高める

第3章でも説明した通り、白血球の1つであるマクロファージは生体内に侵入した微生物を貪食・殺菌・消化する働きがあります。加齢マウスにブラジル産のグリーンプロポリスを4週間摂取させたところ、腹腔内のマクロファージの貪食作用が高まり、プロポリスが免疫機能にプラスの効果を示すことがわかりました[2)]。図表1

図表2 インフルエンザウイルス感染マウスの生存日数

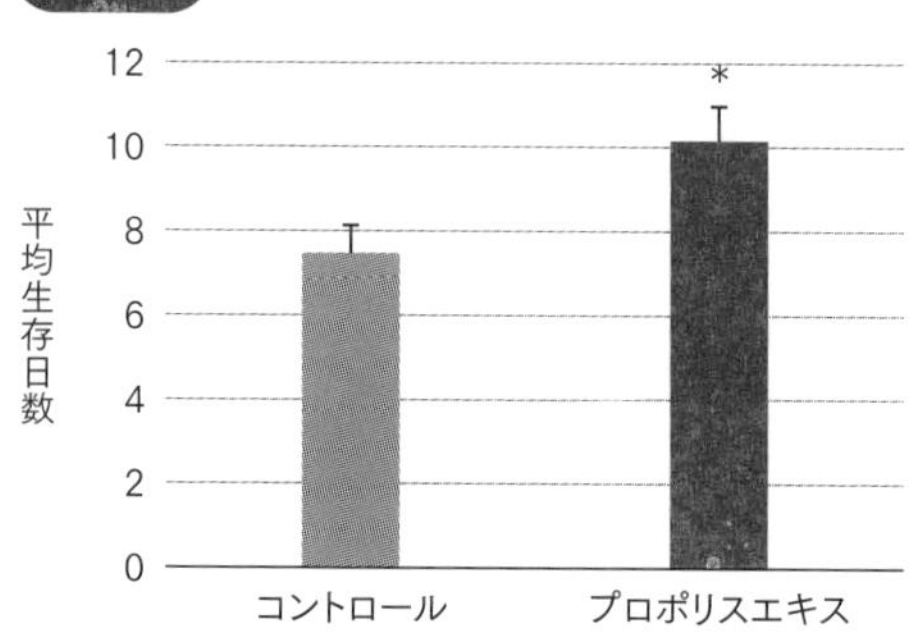

マウスにインフルエンザウイルスを接種し、感染後6日間、プロポリスエキス(EEP) 100 mg/kgを1日2回投与した。コントロール群にはプロポリスを含まない溶媒を与えた(n=7〜9/群、平均±標準誤差、* $p < 0.05$)

◉プロポリスの機能性②
インフルエンザに対する抵抗力を高める

また、マウスにインフルエンザウイルスを感染させると、コントロール群（溶媒のみ）ではインフルエンザを発症し、次第に生存率が低下しましたが、一方でブラジル産グリーンプロポリスのエタノール抽出エキス（ＥＥＰ）を与えた群では、医薬品（タミフル）ほど強くはありませんが、生存率の低下を抑える効果がみられました。なお、プロポリスの水抽出エキスに関しても同様の効果が確認されています[3)4)]。図表2

その他、ヘルペスウイルス感染マウスにおけるプロポリスのウイルス増殖抑制作用[5)]やプロポリスによるエンテロウイルス代替バクテリオファージの増殖抑制作用[6)]が確認されており、様々なウイルスに対する作用も期待されます。

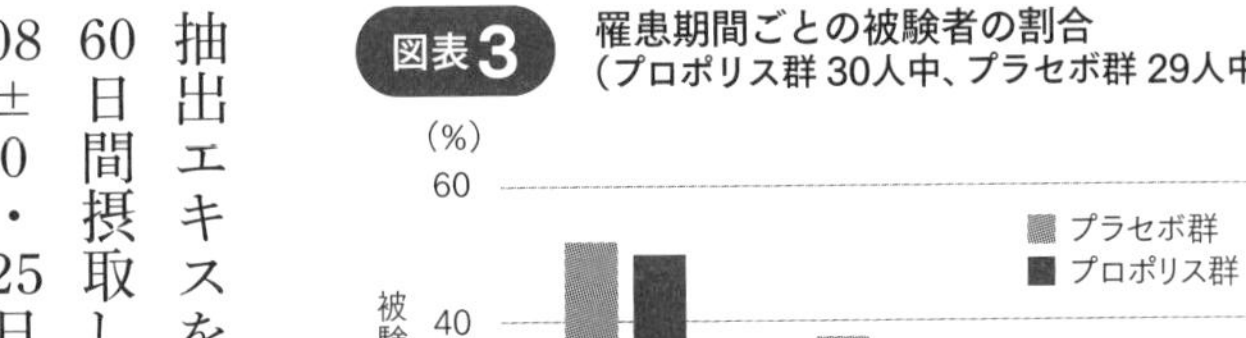

図表3 罹患期間ごとの被験者の割合（プロポリス群30人中、プラセボ群29人中）

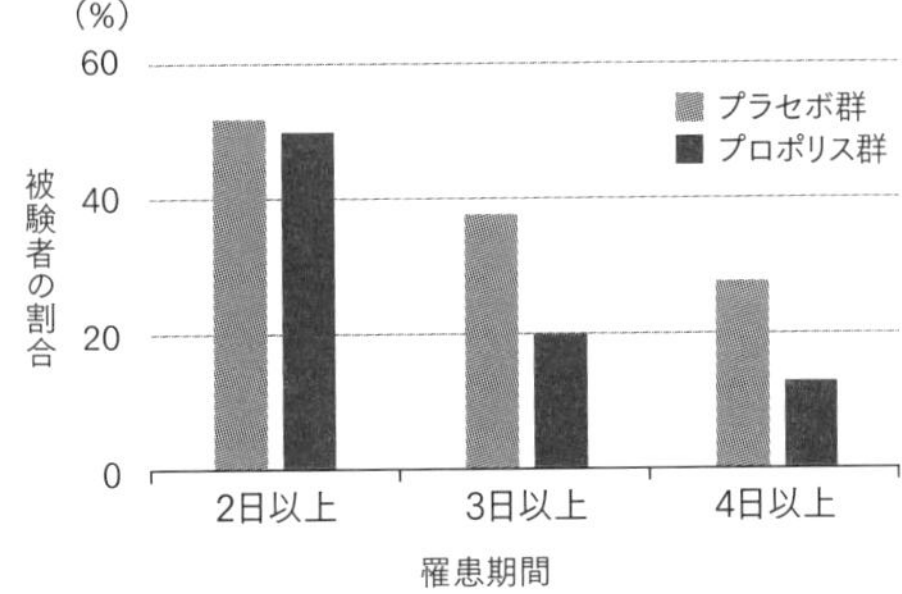

◉プロポリスの機能性③
風邪の治りが早く、だるさも抑える

日本人63人を対象とした二重盲検試験において、ブラジル産グリーンプロポリスのエタノール抽出エキスを含むカプセル（プロポリスエキス450mg／日）またはプラセボを60日間摂取したところ、風邪にかかった患者の罹患期間はプロポリス群で平均2・08±0・25日、プラセボ群で3・38±0・65日であり、プロポリス群で風邪の治癒

が有意に早くなりました。また、プロポリス群では自覚症状のうち倦怠感が有意に減少したこともわかりました[7)]。図表3

◉プロポリスの機能性④　感染症の原因菌の増殖を抑える

黄色ブドウ球菌はしばしば皮膚感染症を引き起こしますが、病院では多数の抗菌薬が使用されるため、抗菌薬に耐性を持つメチシリン耐性黄色ブドウ球菌（MRSA）が問題になっています。試験管レベルでの試験において、グリーンプロポリスのエタノール抽出エキスはMRSAに対する抗菌作用を示しました[8)]。

◉プロポリスの機能性⑤　肺における炎症を抑える

オボアルブミン誘発喘息モデルマウスにブラジル産グリーンプロポリス抽出物を投与したところ、気管支肺胞洗浄液中のIL‐5および好酸球数、肺における粘液産生および炎症を減少させました[9]。

プロポリスの研究は、マウスなどの動物実験からヒトでの臨床試験まで、いろいろ行われています。今後、もっとヒトでの臨床試験が増えて、免疫に対する作用が解明されることが期待されています。

【引用文献】
1) プロポリスの成分分析と化学的品質およびチロシナーゼ阻害活性．田澤茂実：Fragrance journal’ 30(3), 25-32, 2002
2) Brazilian green propolis improves immune function in aged mice. Gao W., J Clin Biochem Nutr. 55(1), 7-10, 2014
3) プロポリスの抗インフルエンザ作用．竹村知明ら：Food style 21, 15(12), 85-88, 2011
4) 3,4-Dicaffeoylquinic Acid, a Major Constituent of Brazilian Propolis, Increases TRAIL Expression and Extends the Lifetimes of Mice Infected with the Influenza A Virus. Takemura T., Evid Based Complement Alternat Med. 2012, Article ID 946867, 2012
5) Efficacy of Brazilian Propolis against Herpes Simplex Virus Type 1 Infection in Mice and Their Modes of Antiherpetic Efficacies.：Evid Based Complement Alternat Med.：2011:2011:976196.
6) Antiviral effects of Brazilian green and red propolis extracts on Enterovirus surrogates.：Environ Sci Pollut Res Int. 2019 Dec 30.
7) 風邪症状に対するブラジル産プロポリス含有食品の効果：大熊章郎ら，応用薬理’ 79(3/4), 43-48, 2010
8) Artepillin C and phenolic compounds responsible for antimicrobial and antioxidant activity of green propolis and Baccharis dracunculifolia DC. Veiga RS , J Appl Microbiol. 122(4), 911-920, 2017
9) Green propolis increases myeloid suppressor cells and CD4+Foxp3+ cells and reduces Th2 inflammation in the lungs after allergen exposure.：J Ethropharmacol. 2020 Apr 24;252:112496

カシス

注目は免疫ブログリンＩｇＡに対しての機能！

カシスといえば、アルコールがお好きな方はカクテルやリキュールを思い出す方も多いのではないでしょうか？　ジュースやジャムなどの原料としても使われていますね。

ブルーベリーと並んで代表的なアイケア素材で、アントシアニンやビタミンC、各種ミネラル、食物繊維などが含まれており、近年はスーパーフルーツとしても脚光を浴びています。特に、「デルフィニジン‐３‐ルチノシド（Ｄ３Ｒ）」と「シアニジン‐３‐ルチノシド（Ｃ３Ｒ）」という、ブルーベリーには含まれていないアントシアニンが特徴的です。

このカシスには血流改善効果や抗酸化機能が知られており、アイケアや美容用途で使われていることが多いのですが、実は「免疫力の向上」に関してもたくさんの報告があります。ここでいくつかの試験をご紹介します。

まずは、免疫グロブリンA（IgA）という成分に関してのヒトでの試験です。免疫グロブリンは血液や体液中に含まれる、抗体として機能するタンパク質の総称で5つの種類があります。その中のIgAは喉や腸、気管支等の内壁粘膜の表面や唾液に含まれていて、侵入してきた病原菌やウイルスなどの侵入を防ぐ働きに関与しています。IgAは対応できるターゲットの守備範囲が広く、いわば侵入してきた悪者に対する我々の体の一次防御機構です。

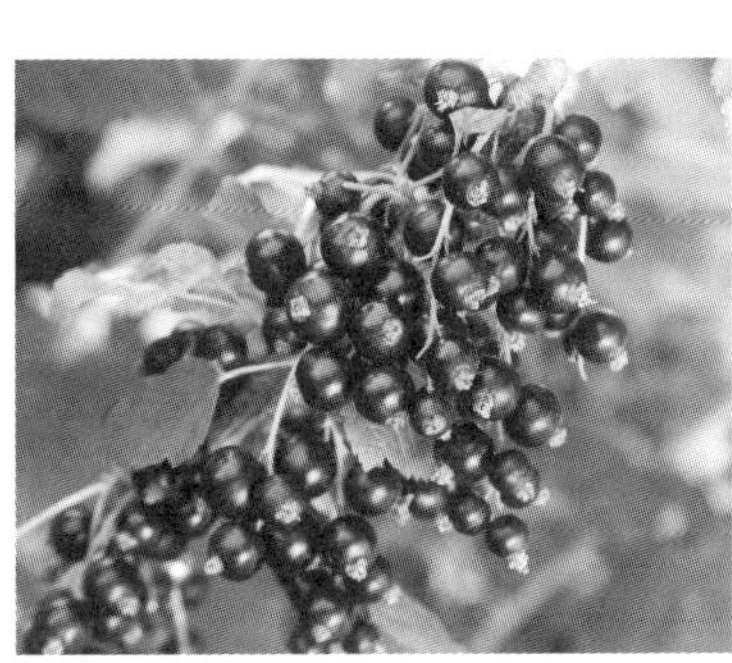
提供：一般社団法人 日本カシス協会

ニュージーランドのグループによる最新の研究論文によると、カシスを毎日摂取する群、摂取しない群を比較した結果、カシス摂取群でのみ唾液中のI gAの増加が顕著でした。また、IgAだけでなく、体内の抗菌タンパク質であるディフェンシンも増加していました[1)]。**図表1**

図表1 唾液中のディフェンシン、IgAの増加量

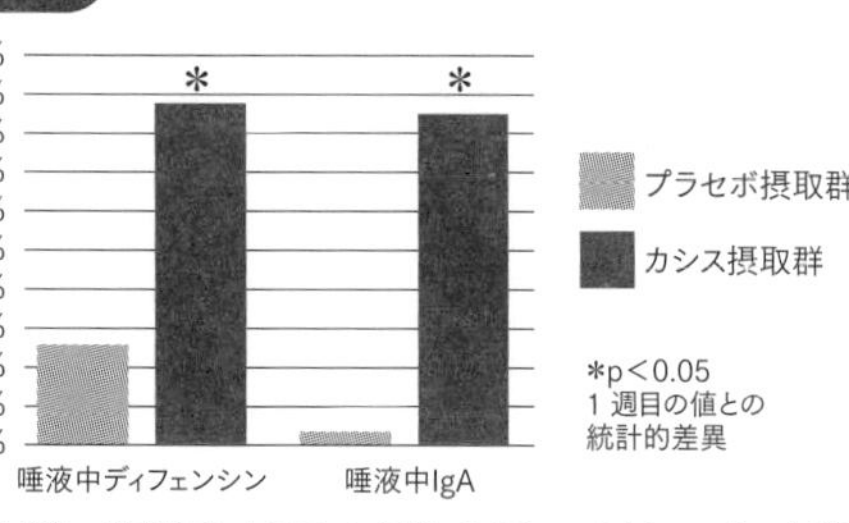

1日に体重1kg当たりアントシアニン量として3.2mgのカシスエキスを5週間、毎朝摂取した。カシスエキス群、プラセボ群それぞれ18人、毎日VO_{2mak}70％の強度でのボート漕ぎ運動後1時間の唾液中の成分を分析した。

（参考文献1）TABLE1より作図）

さらに、唾液や唾液に含まれるIgAは、喫煙によって減少することがわかっています。そこで、健康な喫煙者を対象に喫煙後の唾液の分泌量とIgAの分泌量を比べたところ、カシスを摂取した人は煙草を吸った後でも唾液の分泌量とIgAの分泌量の減少が抑えられることがわかりました。これによって、喫煙者の口腔内での喫煙による免疫関係のダメージを軽減させることが示唆されます[2)]。

試験管内での研究では、カシスの抽出物が口

腔、鼻咽頭、上気道感染症に関連する病原体、例えばＲＳウイルス（ＲＳＶ）やインフルエンザウイルスＡ型およびＢ型（ＩＦＶ-Ａ、ＩＦＶ-Ｂ）、オセルタミビル（タミフル）耐性ＩＦＶ-Ａ、アデノウイルス（ＡｄＶ）、単純ヘルペスウイルス１型、肺炎球菌、ミュータンス連鎖球菌について阻害効果があることがわかっています[3)4)5)6)]。

また、ベリー類の抗ウイルス作用を比べた面白い試験があります。さまざまなベリー類果実の抗インフルエンザウイルス効果を調べた結果、ビルベリーやクランベリー、そしてカシスには高い抗ウイルス作用があることがわかりました。また、この研究で、これらのベリー類の抗ウイルス作用には総ポリフェノール含有量が関係していることもわかり、ポリフェノールがベリー類の抗ウイルス効果の重要な要素の１つである可能性があることもわかりました[7)]。

この他にも、優良なカシスの産地であるニュージーランドでは、Plant & Food

Research社を中心にカシスの機能性に対する研究が盛んに行われています。好中球は我々の自然免疫をつかさどる白血球の一種ですが、身体にストレスをかけると病原菌を貪食する能力が低下してしまいます。カシスにはこの低下を防ぐ、という研究成果もあるそうです[8)]。

IgAに関連して余談ですが、免疫力を高めるために、体力をつけなければと運動をされる方も多いのではないでしょうか。適度な運動なら良いのですが、唾液中のIgAレベルは高強度の運動で低下することが知られています[9)10)]。IgAが低いと疲労感も大きいことも報告されています[10)]。さらに高強度の運動後には上気道感染症の罹患率が高まることも報告されています。カシスには前述のIgAへの影響だけでなく、筋肉疲労軽減、筋損傷低減の作用や、神経伝達物質の分解酵素を阻害することでメンタルをポジティブに保つ機能も報告されています[11)]。カシスはアスリートや運動愛好家の方に向いた食品と言えるかも知れません。

なお、カシスに関しては、今回の免疫への機能とは別ですが、「カシスアントシアニンには、夕方・夜間（暗い場所）での見る力を助ける機能や、目のまわりの血流量を増やすことでピント調節機能の低下を和らげる働き」に関して、機能性表示食品の届出が完了しています。

【引用文献】

1）Hurst,R.D., Lyall,K.A. et al, Daily Consumption of an Anthocyanin-Rich Extract Made From New Zealand Blackcurrants for 5 Weeks Supports Exercise Recovery Through the Management of Oxidative Stress and Inflammation: A Randomized Placebo Controlled Pilot Study. (2020) Frontiers in Nutrition February Volume 7 Article 16.

2）Konić-Ristić, A., Šavikin, K. et al. , Acute Effects of Black Currant Consumption on Salivary Flow Rate and Secretion Rate of Salivary Immunoglobulin a in Healthy Smokers, J Med Food(2015) 18(4), 483-488, DOI: 10.1089/jmf.2013.0149

3）Ikuta, K., Misuta, K., Suzutani, T., Anti-influenza Virus Activity of Two Extracts of the Blackcurrant (Ribes Nigrum L.) From New Zealand and Poland, Fukushima J Med Sci (2013) 59(1), 35-8, DOI: https://doi.org/10.5387/fms.59.35

4）Ikuta, K., Hashimoto, K. et al., Anti - viral and anti - bacterial activities of an extract of blackcurrants (Ribes nigrum L.), Microbiol Immunol (2012) 56(12), 805-9, DOI: 10.1111/j.1348-0421.2012.00510.x

5）Noguchi, A., Takeda, T. et al., Inhibitory Effect of Cassis Extract against InfluenzaVirus Infection, Journal of the Faculty of Agriculture SHINSHU UNIVERSITY (2008) Vol.44 No.l・2

6）Suzutani, T. Ogasawara, M. et al. Anti-herpesvirus Activity of an Extract of Ribes nigrum L. Phytothr. Res. (2003)17, 609-613, DOI: 10.1002/ptr.1207

7）Sekizawa, H. Ikuta, K. et al, Relationship between polyphenol content and anti-influenza viral effects of berries, J Sci Food Agric.(2013) 93(9), 2239-41., DOI: 10.1002/jsfa.6031

8）ニュージーランド・ブラックカラント組合ホームページ（２０２０年5月15日現在） https://www.nzblackcurrants.jp/about-us/

9）Akimoto, T., Akama, T. et al., Effects of Repetitious Intense Exercise Training on Resting Salivary IgA, Jpn.J. Phys. Fitness Sports Med.(1998)47, 245-252

10）Neville, V., Gleeson, M., Folland, J.P, Salivary IgA as a Risk Factor for Upper Respiratory Infections in Elite Professional Athletes, Med Sci Sports Exerc.(2008) 40(7), 1228-36., DOI: 10.1249/MSS.0b013e31816be9c3

11）Lomiwes, D., Ha, B. et al, Timed consumption of New Zealand blackcurrant juice support positive affective responses during a self-motivated moderate walking exercise in healthy sedentary adults, J Int Soc Sports Nutr (2019) 16(1), 33., DOI: 10.1186/s12970-019-0300-0.

モノグルコシルヘスペリジン

トクホや機能性表示食品で実績のある素材が免疫にも機能！

昔からみかんの果実や皮は健康にいいといわれてきており、風邪をひきやすい冬のビタミン補給源として、また冬至のゆず湯などにも活用されてきました。特に、熟したみかんの果皮を干した「陳皮」は漢方薬の原料の1つともなり、血管系疾患やリウマチ、関節疾患の医薬品製剤として使われるなど、薬効が高く評価されてきました。

その有効成分がポリフェノールの仲間の機能性成分「ヘスペリジン」です。紫外線から果実を守るために含有されているため、完熟したものよりも未完熟の青い果実により多く含まれています。優れた健康作用を持つ「ヘスペリジン」ですが、水に溶けにくい性質を持つため、体内への吸収性が低く、最大の難点でした。これをクリアしたのが、株式会社林原が開発した「糖転移ヘスペリジン」です。林原独自の技術力によって、酵素反応でブドウ糖を結合させることに世界で初めて成功し、従来の約10万倍も溶けやすく、体内への吸収性が約4倍に向上しています[1)]。

糖転移ヘスペリジンはビタミンCと協働して毛細血管の膜の透過性を調整し、毛細血管から出血したり、逆に細胞内に細菌が進入したりしないように毛細血管のメンテナンスを行う機能を持っています。細菌やウイルスなどの病原菌が体内に入るのを防ぐのも、この働きによるもので、つまり血管力を強化することで免疫力を高めることにつながります[2)]。

この糖転移ヘスペリジンの主成分が「モノグルコシルヘスペリジン」です。「血中中性脂肪の低下作用」や「血圧改善作用」等の表示で特定保健用食品（トクホ）として許可されており、さらに、「体温（末梢体温）を維持する」「中性脂肪を抑え

る」「血圧のサポート」等の表示で機能性表示食品としても、すでに51商品が届けられています（2020年6月23日現在）

さて、ヘスペリジンに関しては免疫に直接関与する機能がさまざまな研究で明らかにされています。このヘスペリジンの吸収力を上げたものが「モノグルコシルヘスペリジン」とご理解いただければいいかと思います。

まず、インフルエンザウイルスに対するヘスペリジンの研究をご紹介します。イヌの腎臓を使った試験では、イヌの腎臓細胞にインフルエンザAウイルス（IAV）を感染させてその前後にモノグルコシルヘスペリジンを投与してIAVの感染状態を調べました。その結果、IAVを感染させる前に投与しても変化はありませんでしたが、感染時および感染後に投与した場合には明らかにウイルスの増殖を抑えることがわかりました。これは細胞内でウイルス増殖を促進させる機能（ウイルスシアリダーゼ活性）を抑えることによることもわかっています[3)]。また、同じ細胞を用いた別の試験では、傷んだ細胞を自然死に誘導させる（アポトーシス）P38とJNKという回路を活性化させることも確認されました[4]。つまり、ヘスペリジンはウイルス増殖を抑えて、傷んだ細胞を素早く処理することによって細胞の自律的な免疫を高めることがわかりました。

さらに、ラットを使った試験ではヘスペリジンはインフルエンザウイルス（H1N12009）誘発性の肺機能障害を改善することがわかっています。興味深いのは、この効果に関してはウイルスの増殖を抑える働きではなく、細胞からの炎症性サイトカインの産出を抑えることによるものであり、さらにヘスペリジンの投与量が増えれば増えるほど効果が高くなることです[5]。さらに、マウスを使った試験では感染したマウスの致死率がさがるという結果も報告されています[4]。

ヘスペリジンは代表的な免疫細胞の1つであるT細胞（Vδ1＋T細胞）に対してその活性を刺激することもわかっています。さらに免疫力の向上に関係するサイトカインの分泌を促進し、これらがウイルス複製を抑制し、さらにヘスペリジンの投与量が増えれば増えるほどその機能が向上することもわかっています[6]。

実はヘスペリジンは新型コロナウイルスに対する研究もすでに計算科学によるドッキングシミュレーションで行われています。

約４０００種の化合物を調べた結果、新型コロナウイルスをはじめとする多くのウイルスが細胞内に侵入する時に細胞側の受容体となるＡＣＥ２（Angiotensinconvertingenzyme-2）と、ウイルス側のスパイクタンパクの双方に対して標的とすることができる化合物はヘスペリジンだけであることが分かりました[7]。

特に新型コロナウイルスの受容体タンパク３種（RBD-S、PD-ACE2、3CLpro）に対して[8][9][10]ヘスペリジンが非常に高い親和性を持つことが分かっています。一部の研究はまだ論文が受理前のものもありますが、これらのことからヘスペリジンの抗ウイルス作用に関しても、今後のさらなる研究が待たれるところです。

さらに、ラットの研究では腸管免疫系の調節作用を持つこと[11]や抗アレルギー作用による花粉症などの症状改善機能[12]、関節リウマチの炎症抑制機能[13]なども報告されており、ヘスペリジンは体内でさまざまな免疫調節を介して、種々の免疫異常を改善することが期待されます。

【参考文献】

1) Bioavailability of Glucosyl Hesperidin in Rats Bioscience, Biotechnology, and Biochemistry, 70, 6, 1386–1394 (2006)
2) Chemistry and Pharmacology of The Citrus Bioflavonoid Hesperidin PHYTOTHERAPY RESEARCH, 15, 655–669 (2001)
3) Glucosyl Hesperidin Prevents Influenza A Virus Replication in Vitro by Inhibition of Viral Sialidase Biol Pharm Bull Vol.32 No.7 Page.1188-1192 (J-STAGE) (2009)
4) A dual character of flavonoids in influenza A virus replication and spread through modulating cell-autonomous immunity by MAPK signaling pathways Scientific Reports, 4, 7237 (2015)
5) Hesperidin attenuates influenza A virus (H1N1)-induced lung injury in rats through its anti-inflammatory effect Antiviral Therapy, 23:611-615 (2018)
6) Suppression of R5-type of HIV-1 in CD4+ NKT cells by Vδ1+ T cells activated by flavonoid glycosides, hesperidin and linarin
7) Analysis of therapeutic targets for SARS-CoV-2 and discovery of potential drugs by computational methods Acta Pharmaceutica Sinica B, in press
8) Prediction of the (2019-nCoV) 3C-like protease ($3CL^{pro}$) structure: virtual screening reveals velpatasvir, ledipasvir, and other drug repurposing candidates［version1;peer review : 3 approved］ F1000Research, 9,129 (2020)
9) Revealing the Potency of Citrus and Galangal Constituents to Halt SARS-CoV-2 Infection Preprints F1000Research, 9,129 (2020)
10) Identification of potent COVID-19 main protease (M^{pro}) inhibitors from natural polyphenols: An in silico strategy unveils a hope against CORONA
11) Hesperidin Effects on Gut Microbiota and Gut-Associated Lymphoid Tissue in Healthy Rats Nutrients, 11(2), pii:E324 (2019)
12) α - グルコシルヘスペリジンの抗アレルギー作用：医学と生物学 Vol.135 No.5 Page.199-204 (1997.11)
13) Effects of alpha-glucosylhesperidin, a bioactive food material, on collagen-induced arthritis in mice and rheumatoid arthritis in humans. Immunopharmacol Immunotoxicol. 2008;30(1):117-134.

ベータヴィア・コンプリート™

臨床試験で上気道感染症の症状緩和を確認

「パラミロン」という成分をご存じでしょうか？　藻類やきのこなどの真菌さらにはオート麦や大麦などに存在する、多糖類「βグルカン」といわれる成分の一種です。その中でもユーグレナ属（Euglena gracilis）と呼ばれる藻に含まれる「パラミロン」は、エネルギー源としても使え細胞内で自由に浮遊しているのが特徴的です。

アメリカの機能性素材専門企業であるケミン社では、このパラミロンを50％以上配合し、さらにタンパク質を20％、各種必須ビタミン、ミネラル、アミノ酸を加えた「BetaVia Complete（ベータヴィア・コンプリート、以下ＢＶＣ）™」という機能性原料を作り出すと同時に、この原料を使って免疫に対する機能をヒト試験によって確認しています。ご紹介しましょう。

健康的で日常的に運動を行う習慣のある34人を対象に、90日間の摂取による試験が行われました。対象年齢は21～65歳で、ＢＭＩ（肥満指数）は18～35、試験期間中はそれぞれサイクリングやランニング、トライアスロン、水泳などの主に有酸素運動を週5～6日間、1.5～3時間／日行い、負荷のかかる筋力トレーニングは行いませんでした。

この運動量は身体への負担が大きく、この運動レベルを維持すると免疫機能の乱れを引き起こして、平均的な人よりも上気道感染症（URTI：Upper Respiratory Tract Infection）が多い傾向にあることがわかっています[1)]。

ちなみに、上気道感染症（ＵＲＴＩ）は風邪やインフルエンザのような症状を起こすもので、およそ70％の一般の人たちが年に一度は発現を経験する急性の症状とされています[2-6)]。アメリカでは上気道感染症によって４０００万人が仕事を休んだり、学校を休んだりして生産性が落ちてしまうと４００億ドル（約４兆２８００億円）の経済損失があると試算されています[7]。

試験指標には、ウィスコンシン州上気道感染症症状調査（WURSS：Wisconsin Upper Respiratory Symptom Survey）の24項目を使いました。このＷＵＲＳＳは、どの症状が表れているか、またその症状がどれだけ重いかによって評価をすることができます。

図表1　1人当たりの病気日数の合計

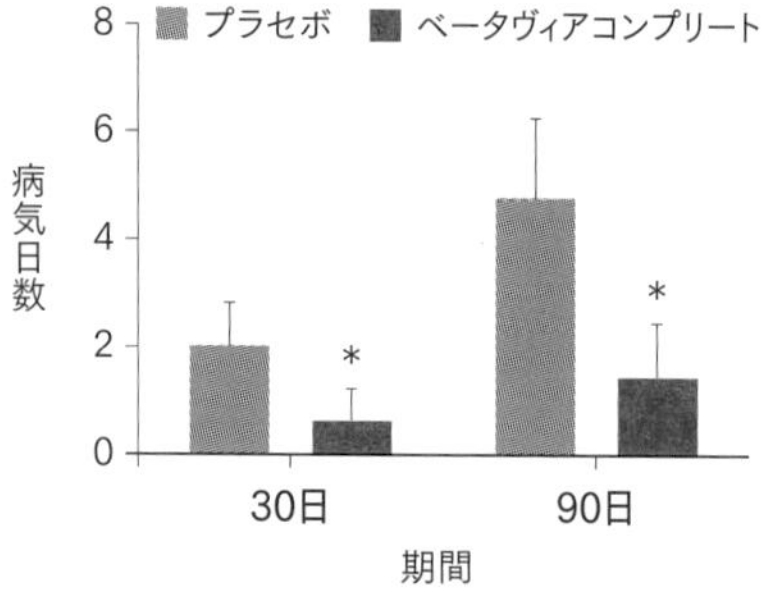

結果ですが、まず、１人当たりの病気の日数について、プラセボ摂取群と比べてＢＶＣ摂取群は90日間で病気日数が３・３日少なくなりました。**図表1**

次に、１人当たりでみますと、少なくとも１つの上気道感染症症状の罹患数に関して、ＢＶＣ摂取群はプラセボ摂取群に比べて上気道感染症の症状があった日数が10日少なく、症状の数が30ほど減少、症状も70％低下して、さらに発症自体も45％少なく発症数は2回少ないことがわかりました。図表2

一方、上気道感染症発症AUCを評価したところ、BVC群はプラセボ群と比べて症状の全体的な重症度が80％低くなりました。図表3

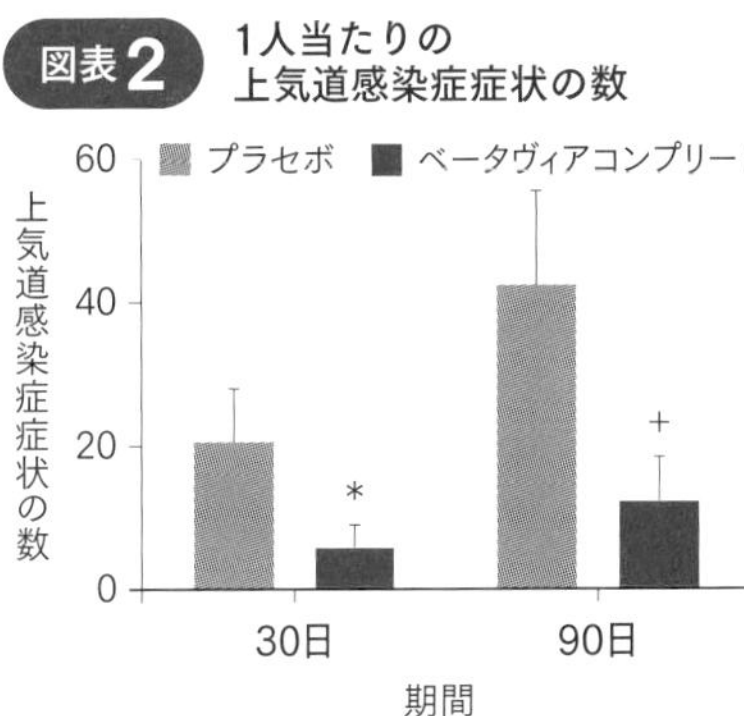

図表3 上気道感染症発症のAUC

プラセボ　ベータヴィアコンプリート

曲線下の面積　150　100　50　0

30日　90日

期間

これらのことから、BVCの摂取により、病気の日数、症状の数、症状の日数、発症、全体的な重症度を軽減するのに役立ったことが確認され、健康な免疫機能をサポートする可能性が示されたと思います。さらに、この試験によって有害事象はなく、安全であることも確認されています[8]。

パラミロンに特異的に含まれるβ-1，3-グルカンは細胞内のエネルギー貯蔵の役目を果たすとともに、非自己病原体関連分子構造（ＰＡＭＰｓ）として、体内の細胞表面受容体によって非特異的に認識されます。これにより、免疫細胞を刺激したり取り込まれることによって、免疫細胞のシグナル伝達を促進したり、免疫細胞の増殖を促進する機能を介して自然免疫反応を亢進することが想定できます[9]。

ＢＶＣはアメリカではＧＲＡＳ認証（安全な食品成分として認められるもの）を取得しており、「免疫のサポート」「免疫系を補助する」「体の自然な免疫系を強化する」「持続的に免疫の補助を行うことを臨床的に確認」「藻からの自然の免疫の補助」「運動の間と後で個人の自然な免疫系をサポートする」等の機能性の表示が可能となっています。

また、ＥＵにおいても２０２０年5月14日にＥＦＳＡ（欧州食品安全機関：European Food Safety Authority）による評価において、藻類由来のβグルカン物質として初めて新規食品として認定を受けたことがEFSA Journalに掲載され、ＥＵ内では5年間の独占販売措置が認められました[10)]。今後は、日本においても機能性表示食品の届出にチャレンジしていくと聞いています。

【参考文献】

1) Gleeson, M.; Pyne, D.B. Respiratory inflammation and infections in high-performance athletes. Immunol. Cell Biol. 2016, 94, 124–131.
2) Barrett, B.; Brown, R.L.; Mundt, M.P.; Thomas, G.R.; Barlow, S.K.; Highstrom, A.D.; Bahrainian, M. Validation of a short form Wisconsin Upper Respiratory Symptom Survey (WURSS-21). Health Qual. Life Outcomes 2009, 7, 76.
3) Douglas, R.M. Respiratory tract infections as a public health challenge. Clin. Infect. Dis. 1999, 28, 192–194.
4) Gwaltney, J.M., Jr.; Hendley, J.O.; Simon, G.; Jordan,W.S., Jr. Rhinovirus infections in an industrial population: The occurrence of illness. New Engl. J. Med. 1966, 275, 1261–1268.
5) Monto, A.S.; Ullman, B.M. Acute respiratory illness in an American community: The Tecumseh study. JAMA. 1974, 227, 164–169.
6) Dingle, J.H.; Badger, G.F.; Jordan,W.S., Jr. Illness in the Home. A Study of 25,000 Illnesses in a Group of Cleveland Families; The Press of Western Reserve University: Cleveland, OH, USA, 1964; p. 398.
7) Fendrick, A.M.; Monto, A.S.; Nightengale, B.; Sarnes, M. The economic burden of non-influenza-related viral respiratory tract infection in the United States. Arch. Intern. Med. 2003, 163, 487–494.
8) Evans, et al. Effect of a Euglena gracilis Fermentate on Immune Function in Healthy, Active Adults: A Randomized, Double-Blind, Placebo-Controlled Trial. Nutrients. 2019 Dec; 11(12): 2926.
9) Russo, R.; Barsanti, L.; Evangelista, V.; Frassanito, A.M.; Longo, V.; Pucci, L.; Penno, G.; Gualtieri, P. Euglena gracilis paramylon activates human lymphocytes by upregulating pro-inflammatory factors. Food Sci. Nutr. 2017, 5, 205–214.
10) https://efsa.onlinelibrary.wiley.com/doi/10.2903/j.efsa.2020.6100

ユーグレナグラシリスEOD-1株由来 パラミロン

免疫にも関連する「疲労感軽減機能」で機能性表示食品素材に！

近年、ユーグレナがつくる特徴成分〝パラミロン〟に注目が集まっています。株式会社神鋼環境ソリューションは、増殖が速く、パラミロンを細胞内に高生産できる「ユーグレナグラシリスＥＯＤ-１株」という独自の株を大学との共同研究にて見出しました。その独自株を密閉した培養タンク内にて、衛生的に、かつパラミロンを安定的に高生産できるように培養生産する技術を確立しています。

このパラミロンを70％以上含むユーグレナグラシリスＥＯＤ-１株の乾燥粉末を含有した食品（以下、ＥＯＤ-１株）では、すでに免疫に関するヒト試験が行われています[1)]。ご紹介しましょう。

健康な成人を対象に、唾液に含まれる免疫グロブリンＡ（ＩｇＡ）という物質をター

図表1 唾液中のs-IgA濃度と分泌速度の変化率

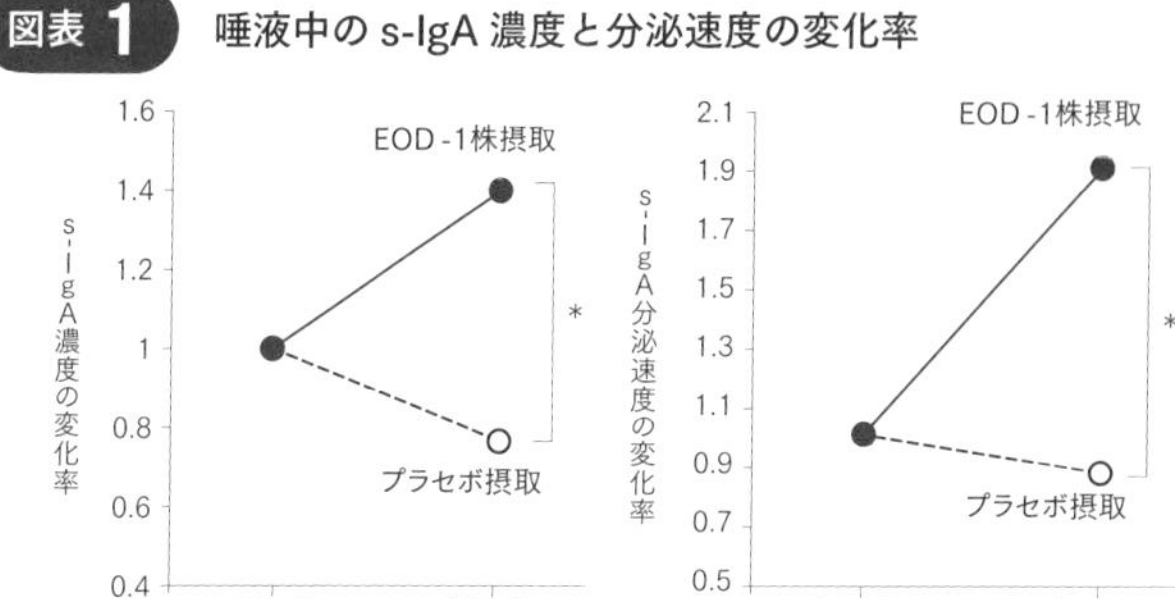

＊プラセボ摂取とEOD-1株摂取で有意な差あり（$p < 0.05$） 引用文献1より改変

ゲットにして、ＥＯＤ－１株５００㎎（パラミロン３５０㎎含有）およびプラセボ（パラミロンを含まない）をそれぞれ４週間ずつ摂取したヒト試験が行われています。ＩｇＡは粘膜に多く含まれており、外敵として侵入してきた病原体にくっついてこれを無力化するように働く免疫物質です。特定のウイルスや細菌にではなく、どんな外敵にも反応できる汎用性が特徴です。

さて、ＥＯＤ－１株の摂取前と摂取後に被験者から唾液を採取して、唾液に含まれるＩｇＡを調べてみると、ＥＯＤ－１株を摂取したグループでは唾液中に分泌されたｓ－ＩｇＡ濃度と分泌速度が上昇していることがわかりました。図表1 つまり、ＥＯＤ－１

株の摂取によって感染防御機能などの免疫機能を高める可能性が示唆されました。

さらに、健康関連の生活の質（QOL）への影響についてSF-36v2という世界共通のアンケートを用いて評価を行った結果、EOD-1株を摂取したグループでは、心の健康、活力、社会生活機能などの項目からなる精神的な項目を総合したスコア（精神的側面サマリースコア）が上昇しました。図表2

これらの結果より、EOD-1株を摂取することによって粘膜免疫が強化され、健康関連のQOLを高めて健康の改善につながることが期待されます。

免疫系は、神経系、内分泌系とも相互に関係し、体を一定の状態に保とうとするホメオスタシス（恒常性）と呼ばれる機能の維持に

図表2　精神的側面サマリースコアの変化率

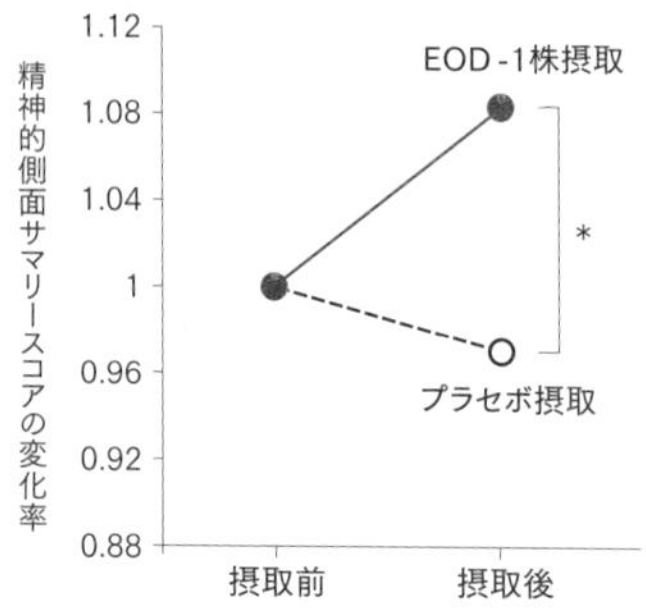

＊プラセボ摂取とEOD-1株摂取で有意な差あり（$p < 0.05$）　引用文献1より改変

寄与していることが知られています。また、疲労という現象が、免疫・神経・内分泌系相関の不調という恒常性の低下現象であるといわれており、ストレスや疲労に伴って免疫力が低下することが報告されています。実はこのＥＯＤ-１株は、疲労感軽減にも有効であることがわかり[2)]、ユーグレナグラシリスＥＯＤ-１株由来パラミロンを機能性関与成分として、「日常生活の身体的疲労感を軽減する」という表示でユーグレナ由来の成分では初となる機能性表示食品の届出を完了しています。この疲労感軽減の作用機序の１つとして、疲労に関連した免疫機能の低下を抑制することでホメオスタシスを維持した結果、疲労感の軽減をもたらしたと考察しています。

このようにＥＯＤ-１株やＥＯＤ-１株に含まれるパラミロンの健康機能については、免疫向上や疲労感軽減といった興味深い知見ができています。これらの機能に加えて、抗メタボリックシンドローム効果[3)]などの研究も行われており、今後さらにヒトでの様々な臨床試験が進むことを期待しています。

【引用文献】
1) Ishibashi K. et al., Nutrients, 11, 1144 (2019).
2) 河野ら：薬理と治療, 47, 1851-1859 (2019).
3) Aos S. et al., Nutrients, 11, 1674 (2019).

冬虫夏草

免疫だけでなく認知機能に関する研究もスタート！

冬虫夏草とは、昆虫やクモに寄生し、その栄養分を吸収して育つキノコの一種です。さまざまな昆虫・クモと菌類との組み合わせで、約500種類もの冬虫夏草が知られています。

中国では、2000年前から不老長寿や滋養強壮の目的で珍重されてきており、日本には約200年前に中国からもたらされたといわれています。キノコ類特有の多糖類が多く含まれ、特に天然や培養された冬虫夏草から生物活性を持つ多糖類の構造解析が行われています。さらに睡眠物質の1つのメラトニンといった成分が含まれるのも特徴的です[1)2)]。

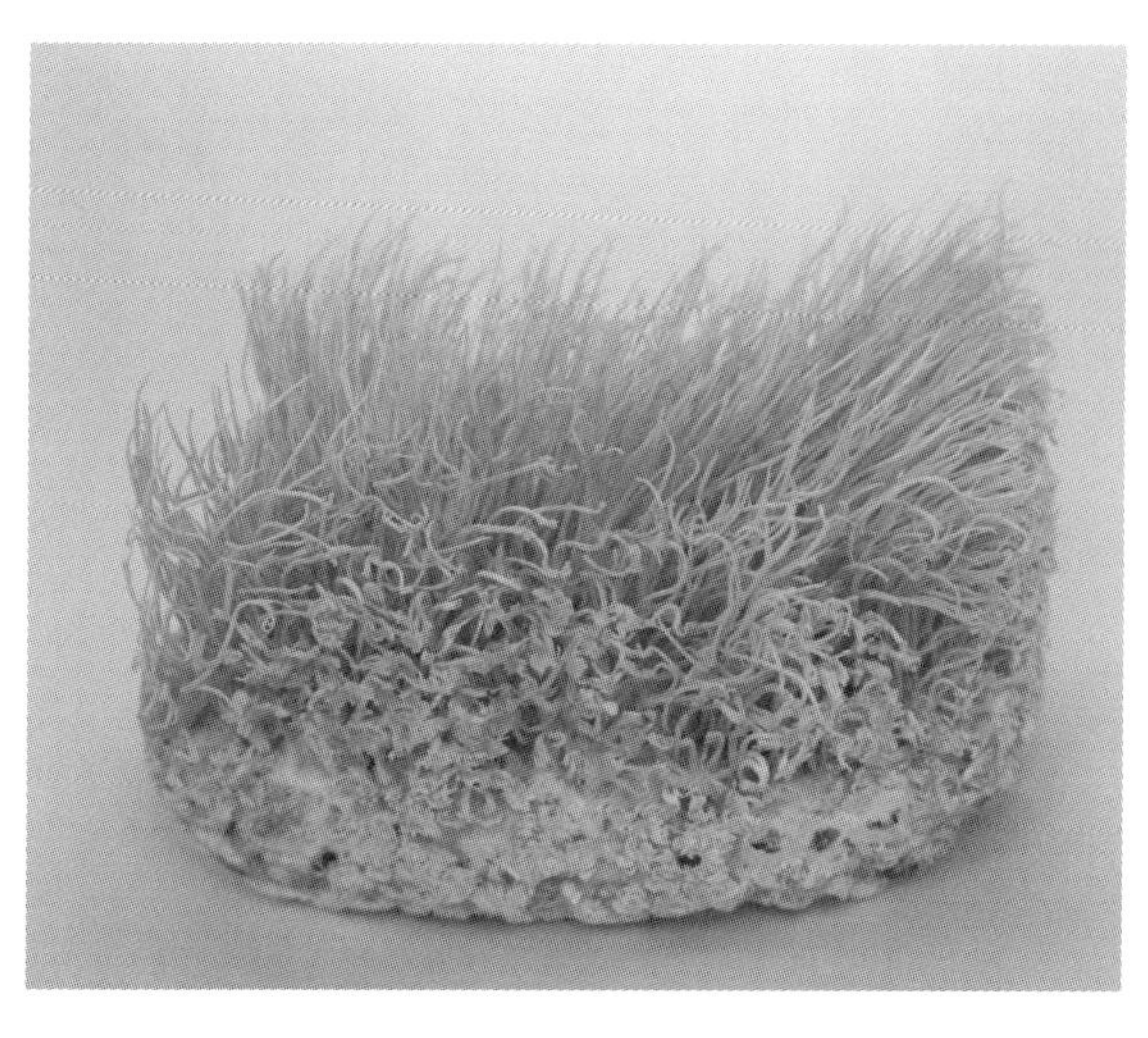

日本では、バイオコクーン研究所が、長年にわたって冬虫夏草に関する研究を進める中で新しい機能性成分（環状ペプチド）を発見し、その構造を解析するとともに、メカニズムの研究を行っています。また、国産カイコのサナギを培地とした冬虫夏草を独自の技術で培養・育成して供給しています。

まずは、カイコの幼虫で培養したハナサナギタケ冬虫夏草と天然のコルディセプス属冬虫夏草の抗腫瘍活性と免疫刺激活性に関する研究をご紹介します。

がん細胞の一つである「サルコーマ１８０」腫瘍を移植したマウスを用いて、カイコの幼虫で培養したハナサナギタケ冬虫夏草と天然のコルディセプス属の冬虫夏草の2種類の冬虫夏草のエタノール抽出物を、50 mg/kg/day と 100 mg/kg/day の各濃度で腹腔内に投与した試験です。

その結果、ハナサナギタケ冬虫夏草抽出物を投与したマウスの生存期間は57%延び、腫瘍の重さと体積は有意に減少しました。また、食細胞の活性がコントロールと比較して1・6倍高くなったこともわかりました。

一方で、コルディセプス属冬虫夏草抽出物を投与したマウスでは、食細胞の活性は1・3倍でした。これによって、両方の冬虫夏草で免疫細胞の食細胞の活性化が認められましたが、ハナサナギタケ冬虫夏草のほうがより活性化を亢進させることがわかりました[3)]。

ちなみに、培養細胞の研究では、ハナサナギタケ冬虫夏草と天然のコルディセプス属冬虫夏草の抽出物の20μg/mlと100μg/mlの濃度で免疫細胞に添加したところ、マクロファージ内のリソソーム酵素を表す酸性ホスファターゼ活性が大幅に増加しています。

これらの結果から、冬虫夏草の抽出物による抗腫瘍活性は免疫刺激活性の機能によるものである可能性が示され、ハナサナギタケ冬虫夏草のほうがよりその機能が高いことが示唆されました[3)]。

さらに、ハナサナギタケ冬虫夏草と*Isaria*属の1種（*Isaria sinclairii*）冬虫夏草の液体培養ろ過液を使ったマウスの試験では、パイエル板細胞のTh1とTh2サイトカイン反応を調節することや、バイエル板におけるサイトカイン産生を調整する機能が確認されています[4)]。

また、ハナサナギタケ冬虫夏草の液体培養ろ過液を7日間連続でマウスに経口投与（10 mg/kg/day および 100 mg/kg/day）した試験では、そのマウスから摘出したパイエル板細胞のＩＬ-２およびＩＮＦ-γの産生はＣｏｎＡに反応して増加し、Th1 免疫応答を刺激する活性画分として、プロテオグリカンを多く含むフラクションが分画されました[4)]。

実は、このハナサナギタケ冬虫夏草に関しては認知機能に対する研究でも注目されています。

２０１６年に行われたヒト臨床試験を一つご紹介しましょう。

アルツハイマー型認知症と診断された患者を、1.6g/day のハナサナギタケ冬虫夏草摂取群とプラセボ摂取群に分け、それぞれ８週間続けて摂取してもらい、８週間後に髄液中アセチルコリン（Ａｃｈ）の濃度の測定と、改訂長谷川式簡易認知評価スケールでの概括的な評価を行いました。その結果、ハナサナギタケ冬虫夏草摂取群では髄液中アセチルコリン（Ａｃｈ）の濃度が有意に上昇したことがわかりました[5)]。

これら認知機能に関する研究は、２０１９年に、ＭＣＩ（軽度認知障害）対象のヒト介入試験（プレ試験）を実施し、２０２０年から大阪大学が開発した「視線検出技術を利用した次世代型認知機能評価システム」を使って認知症の方やＭＣＩを対象とした本格的なヒト介入試験も行っていく予定で、今後、認知機能に関する科学的根拠を確立させた上で機能性表示食品の届出を目指しているとのことです。

【引用文献】
1) 日本冬虫夏草の会：冬虫夏草生態図鑑、誠文堂新光社、３０３、東京（２０１４）
2) Nie, S., Cui, S.W., Xie, M., Phillips, A.O. and Phillips, G.O.: Bioactive polysaccharides from *Cordyceps sinensis* : Isolation, structure features and bioactivities. Bioactive Carbohydrates and Dietary Fibre, 1, 38-52 (2013)
3) Shin, K.H., Lim, S.S., Lee, S., Lee, Y.S., Jung, S.H. and Cho, S.Y.: Anti-tumour and immune-stimulating activities of the fruiting bodies of *Paecilomyces japonica*, a new type of Cordyceps spp., Phytotherapy Research, 17, 830-833 (2003)
4) Takano, F., Yahagi, N., Yahagi, R., Takada, S., Yamaguchi, M., Shoda, S., Murase, T., Fushiya, S. and Ohta, T.: The liquid culture filtrates of *Paecilomyces tenuipes* (Peck) Samson (= *Isaria japonica* Yasuda) and *Paecilomyces cicadae* (Miquel) Samson (= *Isaria sinclairii* (Berk.) Llond) regulate Th1 and Th2 cytokine response in murine Peyer、s patch cells in vitro and ex vivo. International Immunopharmacology, 5, 903-916 (2005)
5) 寺山靖夫・大塚千久寿・鈴木幸一：カイコ冬虫夏草の乾燥粉末のアルツハイマー型認知症脳機能向上に及ぼす効果、岩手医誌、68、２２３-２２７（２０１６）

補中益気湯（漢方薬）

IFN-γの産出を促すことで免疫力を発揮！

実は、漢方薬でも免疫力を高める効果のあるものがいくつかあります。その代表的なものが「補中益気湯」です。

漢方薬は基本的に、天然由来の草や木、鉱物などからとった「生薬」の組み合わせでできています。補中益気湯（別名　医王湯）は滋養強壮作用のある〝人参〟や〝黄耆〟、炎症を抑える〝柴胡〟、血行を良くして貧血症状を改善する〝当帰〟のほか、白朮、甘草、大棗、陳皮、生姜、升麻など10の生薬から構成されており、我々医療の世界でも一般的に処方される漢方薬の1つです。

「中を補い気を益す」が名前の由来といわれており、漢方学では「中」は中焦を表し、「気血生化の源」つまり胃腸を含めた内臓の機能を上げて元気を取り戻す漢方薬という意味になります。ちなみに、中国の金時代の「弁惑論」という古典書で紹介されている処方だそうです。

この「補中益気湯」の免疫に対する作用の大きな特徴の1つは、免疫細胞であるT細胞から主に成る腸管上皮間リンパ球（Intraepithelial lymphocytes：IEL）からサイトカインの1つである「IFN-γ(interferon-gamma)」の産生を促すことです。

IFN-γは、MHC分子の発現を増加させる働きや第3章でもご説明したマクロファージや樹状細胞を刺激して、ウイルスや細菌を貪食殺菌させる作用があります。このIFN-γが補中益気湯によって腸管に誘導されます[1)]。

そして、IFN-γが効率良く腸管で働くことにより白血球の造血作用が亢進され免疫細胞の増殖分化が促進して産生されたマクロファージやT細胞、NK細胞等が腸管から全身的に供給されることにより、抗ウイルス作用を含めた免疫機能を広く発揮できると考えられます。ちなみに、がんに対する免疫応答においても、重要なサイトカインとして考えられています[1]。

マウスを使った試験では補中益気湯を1g／kgを連日投与すると、免疫ブログリンの1つであるIgEの産生が抑えられました。

補中益気湯は腸管上皮間リンパ球からのIFN-γの誘導作用を示すことから、このIFN-γがIL-4の産生を抑制することによって、パイエル板などの腸管リンパ組織で誘導されるとされるIgEの産生を抑制したものと推定することができます[3]。この作用機序ではアレルギー症状などの抑制効果も期待できます[2]。

さて、「補中益気湯」を使った肺の炎症性疾患である慢性閉塞性肺疾患（COPD：chronic obstructive pulmonary disease）の患者さん35人を対象にした試験がありますのでご紹介します。17人の患者さんには従来の治療法に補中益気湯の処方を加え、18人には従来の治療法だけで治療を行い、6カ月後の結果を比較してみました。

その結果、「気力」や「食欲」の項目で補中益気湯の処方を加えて治療を行ったグループの方が改善された一方で、従来の治療法だけのグループでは改善が認められませんでした[4)]。

さらに、血中アルブミン値は補中益気湯を加えた群でコントロール群に比べて有意に増加し、一方で炎症の目安とされる数値「ＣＲＰ値」が補中益気湯を加えた群で有意に低下しました。また、この試験期間内の患者さんの感冒にかかる回数や増悪回数も、補中益気湯を加えた群で有意に改善されたこともわかりました。これらの結果から、ＣＯＰＤの治療時の補中益気湯における免疫能増強作用や炎症改善作用が示唆されました[4)]。

補中益気湯は、一般用医薬品では「体力虚弱で、元気がなく、胃腸のはたらきが衰えて、疲れやすいものの次の諸症：虚弱体質、疲労倦怠、病後・術後の衰弱、食欲不振、ねあせ、感冒」に効果を記載しています。

免疫系や自律神経系、内分泌等の恒常性が低下した場合に、ご紹介した機能によってそのバランスを整えるという作用がこの幅広い適応につながっていると考えられます。

【引用文献】
1) Immunopharmacological effects of Kampo medicines : the main mechanism of their improvement effects on various chronic diseases
2) Kaneko M, et al.: Inhibition of eosinophil infiltration into the mouse peritoneal cavity by a traditional Chinese medicine, Bu-zhong-yi-qi-tang (Japanese name: Hochu-ekki-to) .
Immunopharmacol Immunotoxicol 21: 125-140, 1999
3) Mori K, Kido T, Daikuhara H, et al : Effect of Hochu-ekki-to (TJ-41), a Japanese herbal medicine, on the survival of mice infected with influenza virus. Antiviral Res, 1999; 44 : 103-111
4) Clinical Usefulness of Hochuekkito in Patients with COPDKoichiro TATSUMIDepartment of Respirology, Graduate School of Medicine, Chiba University, 1-8-1 Inohana, Chuou-ku, Chiba 260-8670, Japan

ルミンA

免疫機能を整える医薬品

さて、医薬品の中にも免疫を調整する効果を持つものがあることをご存じでしょうか？

それが、アレルギー性疾患や一般創傷、末梢神経性疾患といった疾病に効能効果を有する第3類一般用医薬品「ルミンA」です。岡山県にある株式会社林原が1951年から製造販売しています。添付文書の「特徴」には、「本品の有効成分クリプトシアニンO．A．コンプレックスは、組織細胞を賦活し、その生長を促進させ、細網内皮系の機能を高め、細動脈の血行を旺盛にします。この作用で体に出来た炎症や症状は元の状態になるように修復されます」と書かれています。

第3章でもお話ししましたが、いわゆる異物（ウイルス、細菌、アレルゲン、壊れた自己細胞など）を除去するために、我々の体では炎症反応（発赤、発熱、疼痛、腫脹、機能障害）が生じます。しかし、この炎症反応が上手く調節できず過剰な反応が起こると、花粉症やアトピー性皮膚炎といったアレルギー性疾患を生じてしまいます。

一方で、免疫反応が低いと病原体などの異物の除去能力が低下し、風邪の治りが悪くなったり、傷の治りが悪くなるといったことが起こります。つまり、炎症反応は体にとって不可欠な反応である半面、上手にコントロールすることが重要になってきます。ルミンAの有効成分は免疫細胞に働きかけて、体の本来持つ免疫機能を整える作用があります。

炎症反応に係る主要な免疫細胞の1つにマクロファージがあることも、免疫の章でお話させていただきました。マクロファージは、異物を貪食し、異物の情報を仲間の免疫細胞へ伝える、いわば自然免疫の司令塔的な細胞です。

マクロファージの貪食機能が低下すると、アポトーシス細胞を十分処理することが出来なくなって、例えば褥瘡やアトピー性皮膚炎といった慢性炎症を引き起こしてしまいます。つまり、マクロファージの貪食機能を正常に保っておくことは、慢性炎症に対して重要です。

さらに、ダメージを受けた末梢神経の治癒にも、マクロファージの貪食能は関与していることもわかっていて、損傷した細胞の除去がうまくいかないと炎症部の治りが悪くなることも知られています。

ルミンAの主要な有効成分「NK‐4（有効成分クリプトシアニンO．A．コンプレックスの主成分）」を用いた実験では、マクロファージの貪食作用や遊走能を向上させることがわかっています[1)2)]。

さらに、近年の学会報告や論文ではＮＫ－４のＭ１様マクロファージへの分極作用が発表されており、創傷治癒に対してより詳細な作用機序が報告されています[2)3)]。

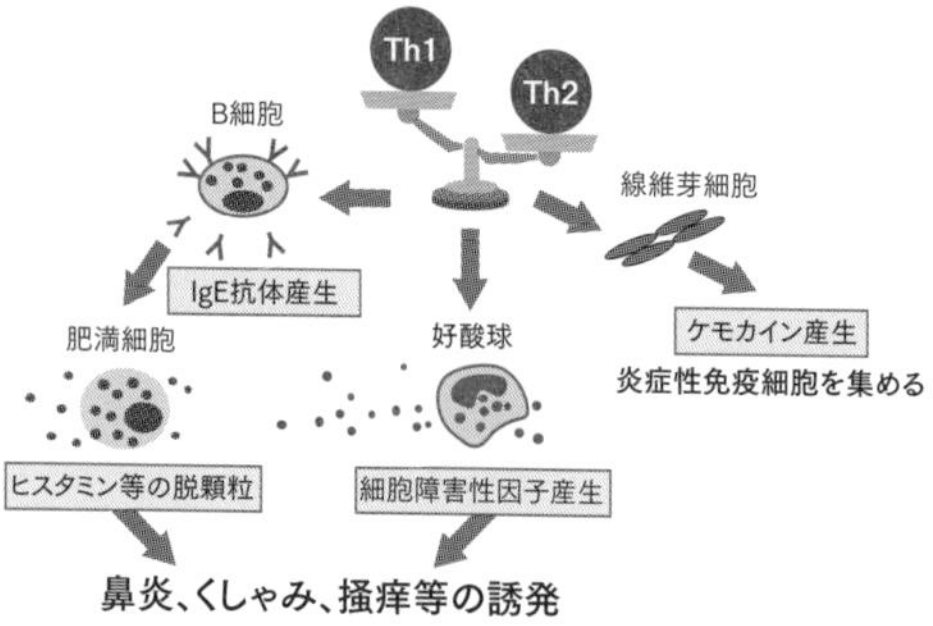

一方で、花粉症やアトピー性皮膚炎といったアレルギー性疾患の発症に大きく関与しているヘルパーＴ細胞という免疫細胞があります。侵入してきた異物がウイルスや細菌であった場合はＴｈ１という細胞へ、ほこりや花粉などであった場合はＴｈ２という細胞に変化し、それぞれが、「ＩＦＮ－γ」や「ＩＬ－４」という物質を出して、異物（抗原）に対抗できる抗体を作っていきます。

通常はこの２つが絶妙にバランスをとっているのですが、特に、アレルギー体質の人はＴｈ２へバランスが傾いている事が多いことが分かっています。Ｔｈ２にバランスが傾くとＢ細胞からＩｇＥ抗体が産生され、これが再度花粉などの抗原に触れることで、肥満細胞からヒスタミンなどが放出されてアレルギー反応が起こります。また細胞を傷つける物質（顆粒）を放出する好酸球も活性化されてしまいます。

ＮＫ-４はこのＴｈ２細胞へ作用することで免疫バランスを整え、また、繊維芽細胞から放出されるアレルギー症状を誘発するたんぱく質の一種「ケモカイン」の産生を抑えて、炎症性の免疫細胞が患部へ集まることを抑制する作用も期待されています[4]。さらに、肥満細胞からの顆粒の放出も抑制することもわかっています[5]。

【参考文献】

1）Nobuto Yamamoto,Sadamu Homma,Yoshinori Nakagawa,Masaaki Hayami,Hajime Imanaga,Masashi Kurimoto,Masakazu Mitsuhashi and Tetsuo Kimoto Activation of mouse macrophages by in vivo and in vitro treatment with a cyanine dye,lumin J.Photochem.Photobiol. B:Biol.,13(1992)295-306
2）河野 恵三・宮田 聡美・原島 哲・有安 利夫・牛尾 慎平、感光色素ＮＫ-４によるＭ１様マクロファージ分極促進作用　日本薬学会第１３９年会（２０１９）
3）河野恵三・宮田聡美・新井成之・有安利夫・三皷仁志・牛尾慎平、感光色素ＮＫ-４によりＭ１様マクロファージへと分極した細胞は、アポトーシス細胞との共培養により抗炎症性Ｍ２様マクロファージへの移行が促進される　日本薬学会第１４０年会(２０２０)
4）Keizo Kohno, Satomi Koya-Miyata, Akira Harashima, Toshio Ariyasu, Shimpei Ushio NK-4exerts selective regulatory effects on the activation and function of allergy-related Th2 cells . PLOS ONE 13(6):e0199666 (２０１８)
5）宮田聡美・原島哲・有安利夫・三皷仁志・岩田裕子・牛尾慎平、感光色素ＮＫ-４の抗アレルギー作用：肥満細胞のＴＲＰＶ２阻害および脱顆粒抑制　日本薬学会第１４０年会（２０２０）

臨床試験

食品の免疫機能における臨床試験

さて、ここまでは、さまざまな免疫に対する機能性を持った食品成分をデータとともにご紹介してきました。

これらの機能性を科学的エビデンスとして構築させるための重要なポイントが、ヒトを対象とした臨床試験です。例えば、特定保健用食品（トクホ）では対象製品を使ったヒト臨床試験が必須ですし、機能性表示食品制度で文献検索（SR）をした場合においてもその対象論文は全てヒト臨床試験となります。

第5章でも述べた通り、現在日本の食品の機能性を表示できる制度では「免疫」の直接的な表示は認められていません。しかし一方で、2020年3月に公表されました「第2期健康・医療戦略」では「機能性表示食品等について科学的知見の蓄積を進め、免疫機能の改善等を通じた保健用途における新たな表示を実現することを目指す」と明記されており、今後、機能性食品の業界では具体的な検討が始まるとも聞いています。近い将来、日本でもアメリカやヨーロッパと同じように、「免疫を調整する」「免疫をサポートする」といった機能性の表示が可能になるかもしれませんね。

そんな中で注目されるのが、食品の免疫機能を検証するヒト臨床試験です。しかしここで問題なのが、免疫機能をあげるということをどのような指標で証明できるかという部分です。実際の免疫機能はマクロファージや好中球、NK細胞、樹状細胞、キラーT細胞、ヘルパーT細胞、B細胞などが単独で免疫機能を発揮するだけでなく、それぞれが複雑に関係しあってその機能を発揮しています。

よって、単一の免疫細胞の活性の値だけで免疫機能を評価するだけでは十分ではなく、多角的で総合的な免疫機能を評価することが必要ですが、そのアルゴリズムの構築はなかなか簡単ではありません。そこで、1つの参考として株式会社オルトメディコが2008年から実施している「免疫」機能に特化した食品機能のヒト臨床試験の評価系をご紹介しましょう。

これは、国立大学法人東京医科歯科大学の廣川勝昱名誉教授および宇津山正典講師が開発した技術で、老化やストレスの免疫機能への影響を考えて免疫機能の中でも変化しやすい、または低下しやすい指標をベースに構築されています。

この評価系は、老化に伴う免疫機能低下はT細胞系の機能を中心として起こることが明らかにされてきたために、T細胞系の細胞数や機能を中心に測定すれば、老化に伴う免疫機能のレベルを評価する指標となり得るという考えがベースとなります[1)-3)]。そこで、「T細胞数」、「CD4+T細胞数」、「CD8+T細胞数」、「CD4+T細胞/CD8+T細胞比」、「CD8+CD28+T細胞数」、「ナイーブT細胞数」、「メモリーT細胞数」、「ナイーブT細胞/メモリーT細胞比」、「NK細胞数」、

図表1 T細胞増殖係数と年齢の関係

T細胞増殖係数(T cell proliferation index; TCPI)

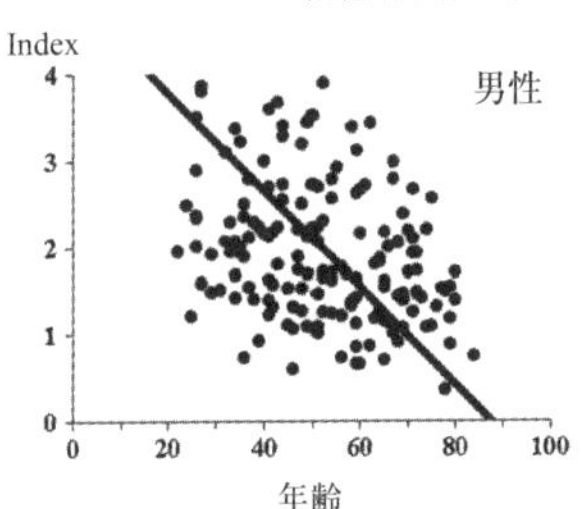

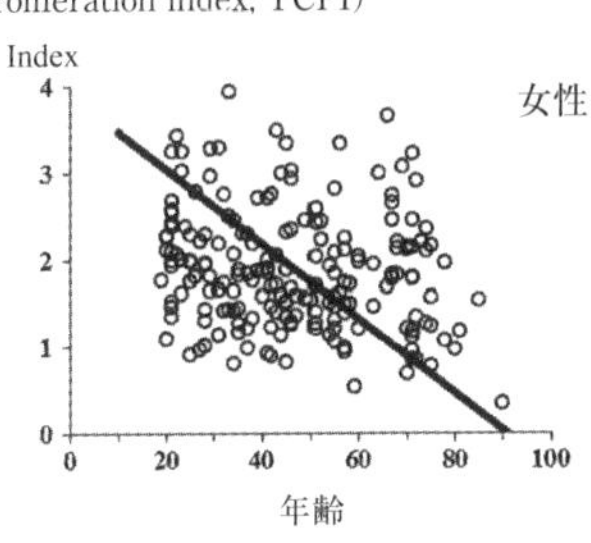

女性の加齢変化は男性と比較して緩やかであり、男女間で有意差も確認されている（p＜0.01）。各性別ごとに相関式が存在し、その式を基に年齢が算出され、その年齢を免疫力年齢として用いる。

「B細胞数」の10項目の指標を選択して、フローサイトメトリーという蛍光標識抗体を使った解析を用いて行う評価系が編み出されました。

まず、ベースになるのがT細胞増殖能です。これを元に新たな指標としてT細胞増殖係数を作成しています。さらに、T細胞増殖能は一定数のリンパ球を培養して測定されますが、それを個体レベルの機能とするために、末梢血液中のT細胞数を考慮して補正しT細胞増殖係数として比較できるようにしています。

T細胞増殖係数は、個人差はありますが、統計学的には年齢との逆相関性が高く、図表1

この回帰直線の上式に、測定された個人のT細胞増殖係数を代入すると計算上の年齢（免疫力年齢）が得られる仕組みとなります。この計算上の免疫力年齢を、図表1の実線の上下に広がる標準偏差を考慮して、ある程度、幅のある免疫力年齢として表現する方法が確立されています。

さて、免疫力は多種類の細胞の複雑なパラメータから成立しています。そこで、年齢の異なる健常人について多数の免疫学的パラメータを測定した、データベースが作成されています。個々の測定値をデータベースと照合して、3点満点のスコアを作り、高いものは3、中程度は2、低いものは1としてスコア化されています。

さらに、これを8項目の免疫パラメータに落とし込み、これらのスコアの合計を免疫力スコアとし、個体の総合的な免疫機能を表現する数値として用います。免疫力スコアは24〜8点に分布し、さらに対数正規分布に則り、「Ⅴ：充分高い」「Ⅳ：安全圏」「Ⅲ：要観察圏」「Ⅱ：要注意圏」「Ⅰ：危険圏」5段階に分けて免疫力グレードとしています。図表2

図表2 免疫機能の定量的測定方法

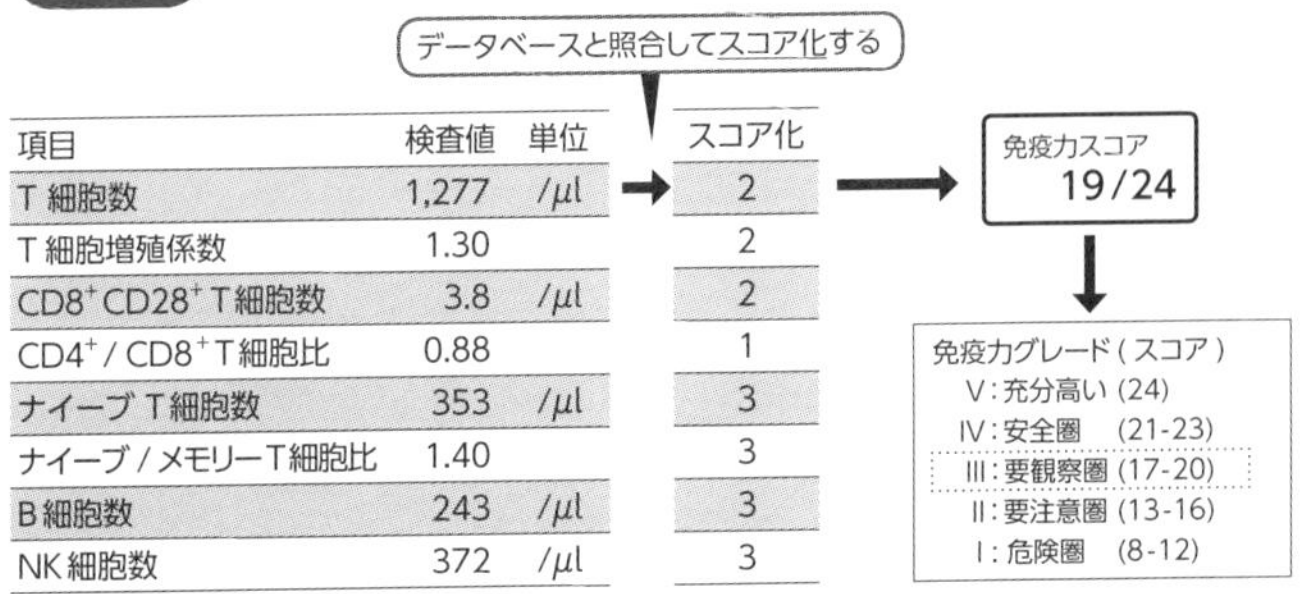

項目	検査値	単位	スコア化
T細胞数	1,277	/μl	2
T細胞増殖係数	1.30		2
$CD8^+CD28^+$T細胞数	3.8	/μl	2
$CD4^+$/$CD8^+$T細胞比	0.88		1
ナイーブT細胞数	353	/μl	3
ナイーブ/メモリーT細胞比	1.40		3
B細胞数	243	/μl	3
NK細胞数	372	/μl	3

検査項目から8項目（安心コース）を健常者の検査値を集積したデータベースと照合し、スコア化する。スコアは3点満点で、1は低い、2は中程度、3は高いことを意味する。各スコアを合算し、24点満点の免疫力スコアを算出する。さらに、免疫力スコアを免疫力グレードに換算し、免疫力のレベルを示すことも可能である。

ちなみに、「Ⅱ：要注意圏」とは、免疫機能の回復を図ることが必要なレベルであることを意味し、「Ⅰ：危険圏」に入るといつ感染が起きても不思議ではないので、できるだけ早く免疫機能の回復を図るべきというレベルです。

免疫力年齢は、実年齢より若くなる場合もあれば逆に上になる場合もありますが、直感的に免疫力のレベルを理解しやすい利点があります[1)]。具体的にはサンプルデータのように免疫力をレーダーグラフで示すことができます。図表3

図表3 健常者における免疫力の算定例

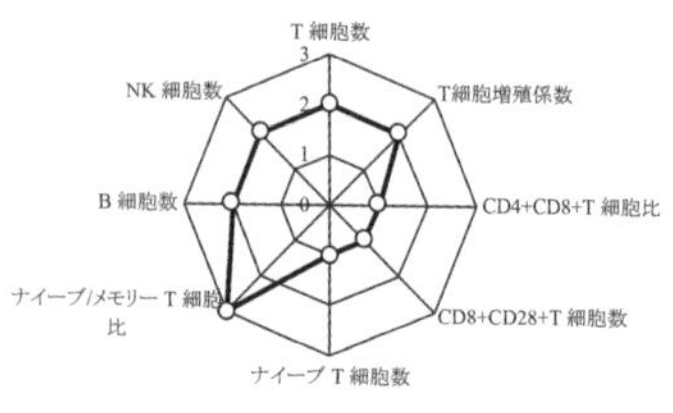

50 歳　男性
T リンパ球年齢：62〜65 歳
免疫力スコア：14/24
免疫力グレード　II（要注意圏）

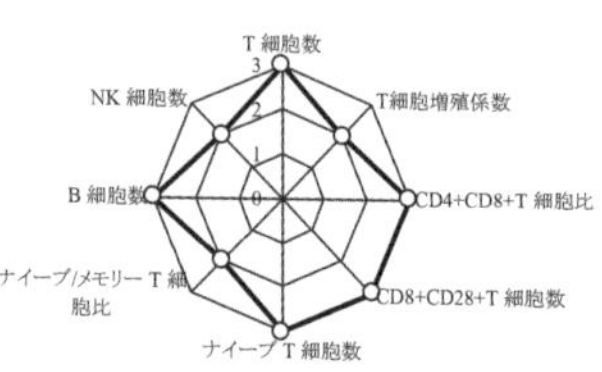

48 歳　女性
T リンパ球年齢：42〜45 歳
免疫力スコア：21/24
免疫力グレード　IV（安全圏）

左の50歳男性ではTリンパ球年齢は実年齢より高く、右の48歳女性ではTリンパ球年齢は若い。

株式会社オルトメディコは元々、食品の機能性の臨床試験専門企業として東京医科歯科大学内で創業された関係もあって、臨床試験が可能な多種多様の医療機関と幅広く提携していることが大きな特徴です。

【引用文献】
1）廣川勝昱．免疫系の老化と機能回復，特に免疫力評価の重要性について．アンチ・エイジング医学．2006;2(3):302-6.
2）Hirokawa K, Utsuyama M, Kikuchi Y, et al. Scoring of Immunological Vigor: Trial Assessment of Immunological Status as a Whole for Elderly People and Cancer Patients. In: Immunosenescence. New York, NY: Springer New York; 2007. p. 15-23.
3）Hirokawa K, Utsuyama M, Hayashi Y, et al. Slower immune system aging in women versus men in the Japanese population. Immun Ageing. 2013;10(1):19.

［第6章の最後に］

さて、この章では、具体的に免疫に対しての機能のデータを持つ食品素材や臨床試験の科学的なデータを具体的に紹介してまいりました。

これらの科学的なデータは、ヒト試験からマウスなどの実験動物を用いた試験、さらにはin vitroと呼ばれる試験管や培養器などでヒトや動物の組織を用いて行う試験などさまざまなものがあります。

また、ヒト試験でも個々の症例をとらえた「症例報告」やある集団を追跡して原因結果を探る「コホート研究」や発症した群と発症していない群を比較した「症例対象研究」などの観察研究、さらに、対象を2つの群を意図的に分けて比較する「非ランダム化比較試験」、無作為に2群に分けて比較した「ランダム化比較試験」等の介入試験。また、これらの研究を複数統合して行う「メタ解析」やランダム化比較試験などの質の高い研究だけを集めて体系的にまとめた「系統的レビュー」等があり、一般的に、後ろに行けば行くほど信頼性が高い（質が高い）といわれています。

さまざまな審査や許可、さらには特定保健用食品（トクホ）や機能性表示食品での表示の基準とする場合には、ある基準以上の質が求められます。

しかし、まだまだ免疫のシステムそれ自体が不明な点も多いため、この章では少しでも可能性があれば取り上げるという立場から、これらのさまざまな試験を質のレベルを区別せず、試験系をお話しした上でご紹介させていただきました。

たとえば、今は試験管レベルや動物試験のデータが中心であっても、それを起点にして将来的に質の高い試験が行われる可能性も十分あります。

ただし、くれぐれもご注意いただきたいのは、だからといって「特定の疾病の治療や予防」には直結しないでいただきたいということです。

ここでご説明したのは、あくまでも「免疫に機能すると考えられるデータ」のご紹介ということです。

個人的には、「免疫に機能するデータ」があるということは非常に重要なことだと考えますし、他の食品素材でもぜひこのような研究をどんどん進めていただければと思います。

また、これらの研究が２０２０年に閣議決定された「第2期健康・医療戦略」に明記された「機能性表示食品等について科学的知見の蓄積を進め、免疫機能の改善等を通じた保健用途における新たな表示を実現することを目指す」ことにつながれば、とも思っています。

今や日々新しいデータが発表される時代です。

皆様も、発表される内容をしっかり吟味しながら日常での免疫力アップに取り組んでいただければと思います。

第7章

STAY HOMEでもおうちで「免疫UPヨガ」

新しいヨガのかたち「逆メソッドヨガ」

中島史恵

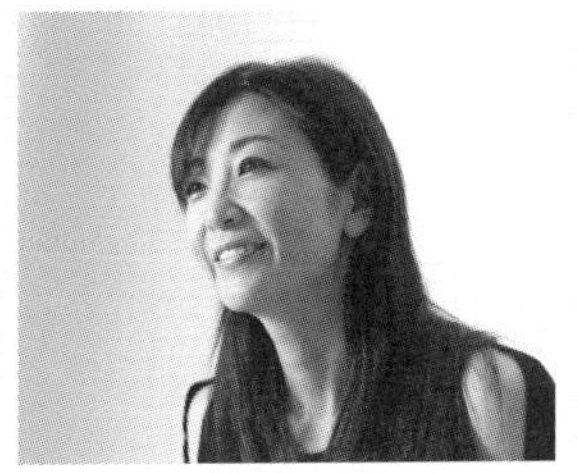

Fumie Nakajima

中島史恵（なかじま・ふみえ）

1968年生まれ、長野県出身。

94年、シェイプupガールズの１人として芸能界デビュー。

2014年にヨガスタジオ「avity 代官山スタジオ」をオープンして、空中ヨガやマグマヨガを指導。体質改善や免疫UPに効果のあるアンチエイジングヨガ「逆メソッドヨガ」を考案し、ヒューマンアカデミーのヨガ講座の講師も務める。20歳代から変わらぬ3サイズをキープし、2019年にはDVD「fumie51」で水着姿を披露。

◉STAY HOME ～実は自分の身体と向き合う絶好のチャンスです～

シェイプupガールズの中島史恵と申します。森下竜一先生からバトンをあずかり、この章を担当させていただきます。

私は現在タレント活動も続けさせていただきながら、2014年に『美と健康の融合スタジオ』「avity 代官山スタジオ」をオープンさせていただき、インストラクターとしても〝空中ヨガ〟や〝マグマヨガ〟を指導しております。

一方で、体質改善や免疫UPに効果のあるアンチエイジングヨガ「逆メソッドヨガ」を自ら考案して普及にあたるとともに、ヒューマンアカデミーさんのヨガ講座の講師なども務めさせていただいております。

新型コロナウイルス感染拡大防止の観点から広がったテレワークは、今後もますますその数が増え、在宅勤務やオンライン授業など自宅で過ごす機会が増えてくると思います。自宅にこもると、どうしても運動不足になりがちですし、身体は固まってしまう傾向にあります。さらに、閉塞感により精神的なストレスも感じてしまいがちです。

そんな時におすすめなのが、「逆メソッドヨガ」です。

「逆メソッドヨガ」とは、ズバリ『逆転の発想で知性が高まり、身体が若返るアンチエイジングヨガ』です。「普段しない逆にポーズをすること」と「普段使わない逆の筋肉を動かすこと」によって体のゆがみをリセットし、腰痛や肩こりを解消、内臓の位置や血流を改善し、免疫力UPも期待されます。

「ヨガ」と聞くと「なんだか難しそう」「体が柔らかくないとできない」といった疑問や、実際にそのようなご質問もよく受けます。

しかし実は、全く「逆」です。どなたでも気軽にチャレンジしていただける簡単

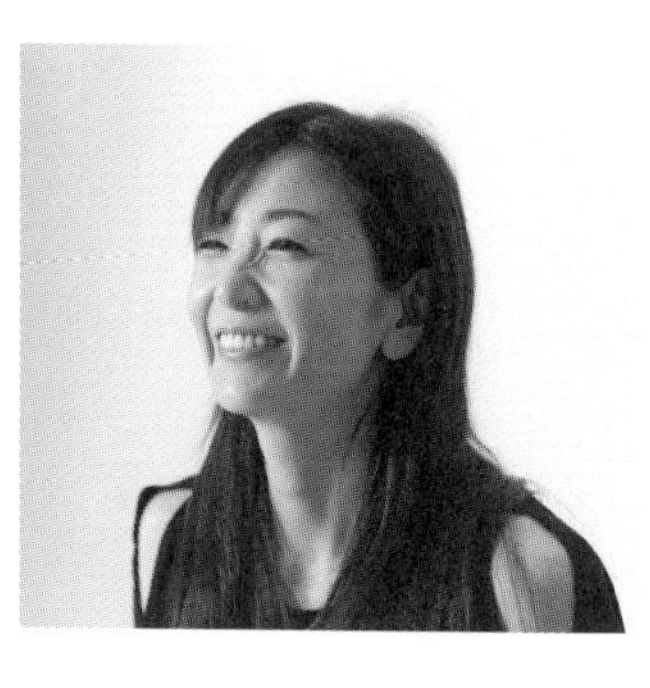

なポーズを呼吸に合わせて行っていきます。そうすることでインナーマッスルが鍛えられ美しいライン創りにも効果的です。まずは身体の使い方の基本となる10ポーズをご紹介させていただきます。

逆メソッドヨガとは、普段無意識に行っている感覚や行動を意識して呼吸に合わせて行っていくということ。また、その際に、「拮抗負荷」といって、押し合ったり引っ張り合う力を使っていきます。そうすることで関節に負担をかけず、インナーマッスルを使い安全にポーズをとっていただけるので、ヨガを始めたいと思っている方にもとてもおすすめの動きなのです。

また、呼吸は普段、自律神経の働きによって無意識に行われていますが、他の内臓器官と大きく違い、自分の意志で意識してコントロールをすることができるのです。意識して呼吸を繰り返すことで、自律神経のバランスを整え、免疫力ＵＰにも効果が期待できます。

①瞑想呼吸

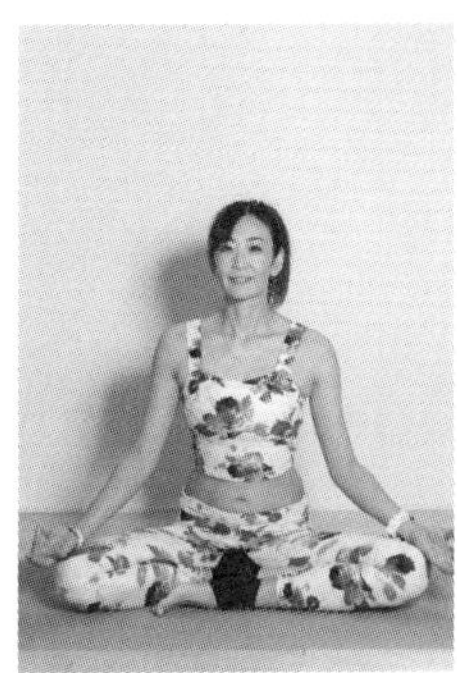

❶あぐらの状態で楽に座っていきます。この姿勢が無理なら、無理せずお尻の下にクッションや座布団を敷いてもかまいません。骨盤を立たせることを第一に、座骨からつむじまで一直線にするイメージで座ってみてください。

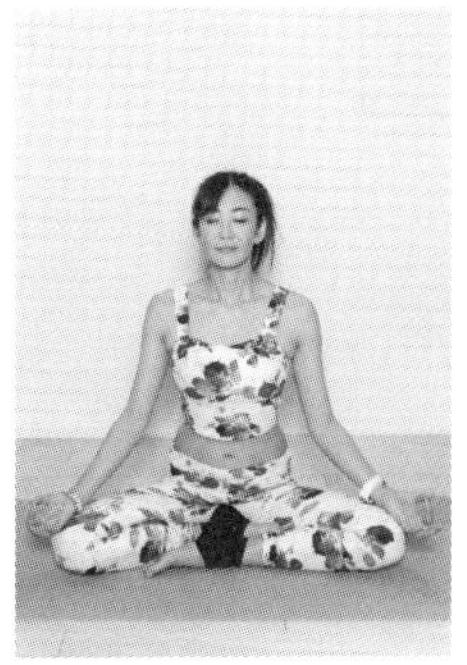

❷まずは目を閉じて気持ちを落ち着けて、外に向いている意識を逆に内側に向けていきます。まずは、今の自分の呼吸が早いのか遅いのかを確認していきます。

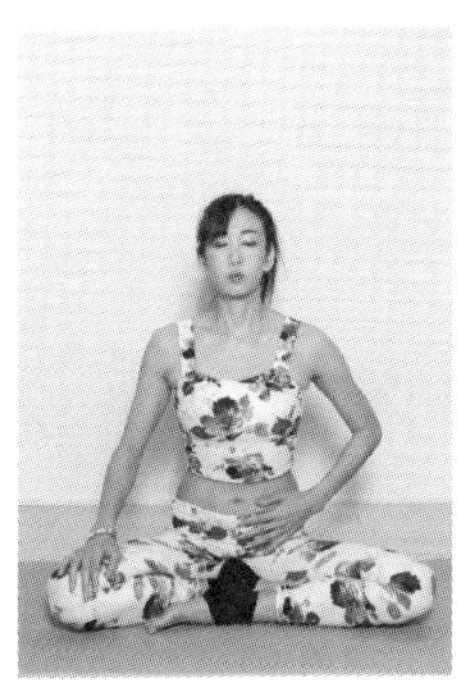

❸自然呼吸から、呼吸にコントロールをかけていきます。まずは、吐き切る呼吸を意識して、鼻呼吸を繰り返していきましょう。途中で片方の手をお腹に置いてお腹の変化も見ていきます。

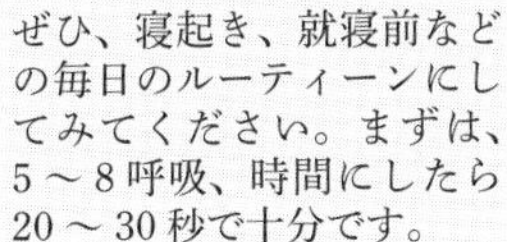

ぜひ、寝起き、就寝前などの毎日のルーティーンにしてみてください。まずは、5～8呼吸、時間にしたら20～30秒で十分です。

②手足の使い方

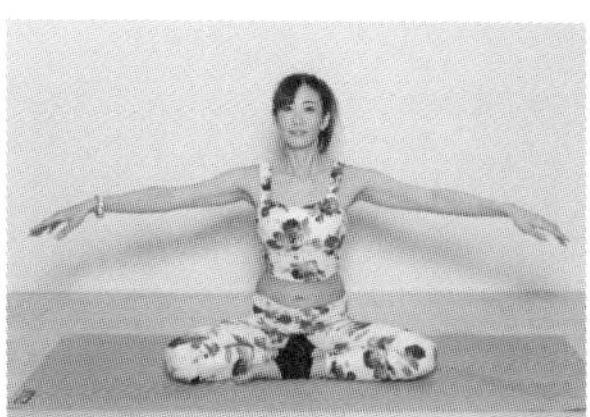

❶次に横に手を広げて、手のひらを上と下に返しながら５～８回繰り返します。この時、両手をできるだけ遠くに引っ張りながら動かしていきます。そして、あまり両手は後ろに行き過ぎず、両肩の少し前においていきます。

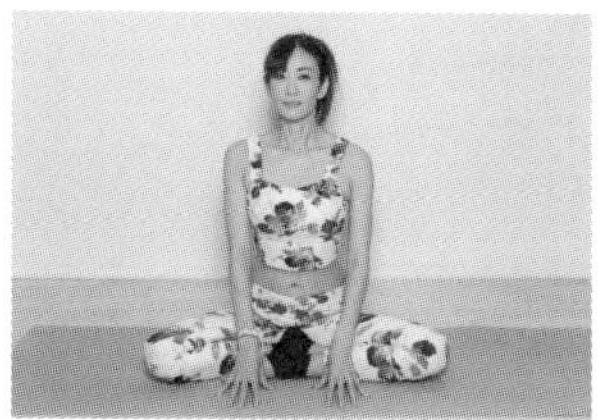

❷今度は、両ひざの間に手のひらを下に向けて指の腹で押していきます。

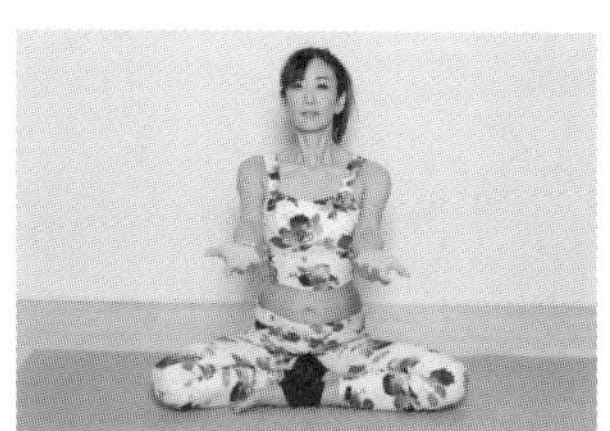

❸次に手のひらを上にして、お風呂の中に両手を入れているイメージで胸の前まで上げていきます。

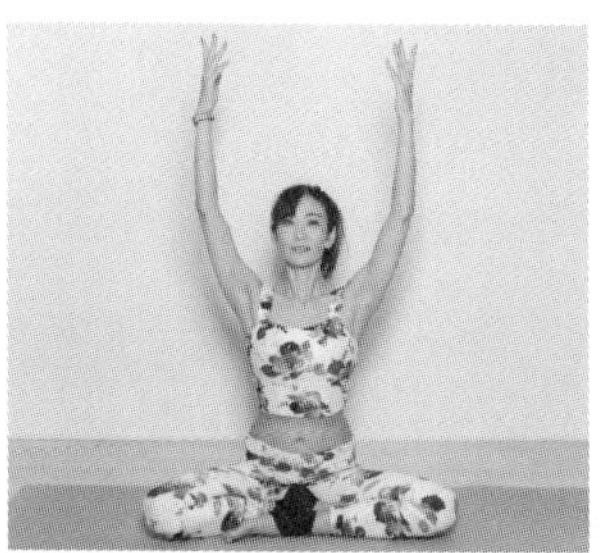

❹さらに、そのまま手を天井まで上げていくと、ひじから指先がだんだん内側に向いてきます（この時、ひじ下は回内するといいます）。

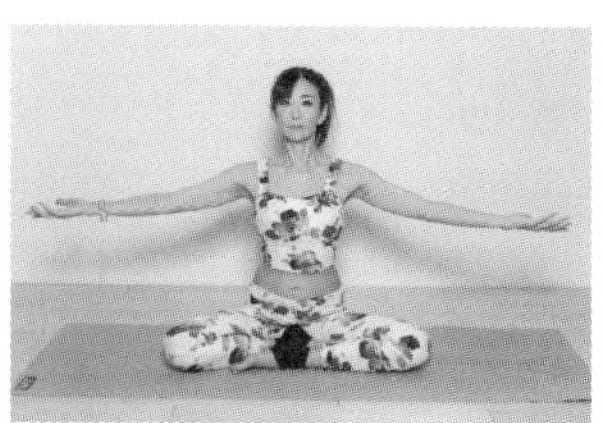

❺天井にある手を横に引っ張りながら胸のラインまで下ろしていきます。そして、そこからひじ下だけ下に向けて（この時ひじ下は回内）下ろしていきます。

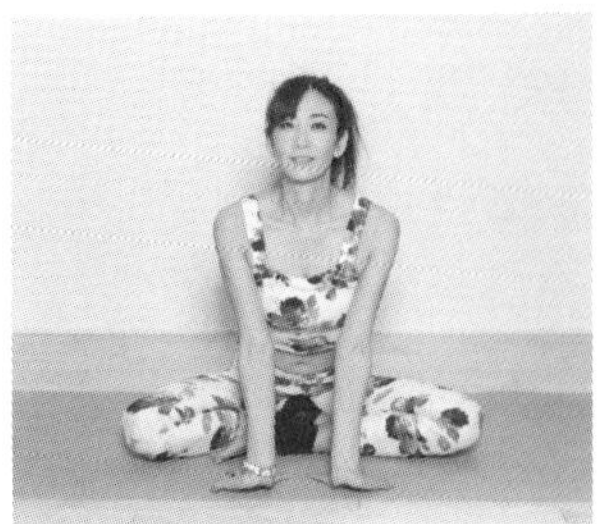

❻今度は両腕を肩幅に広げて、体の前に置きます。この時、手のひらを下にして、腕の内側を伸ばしていきます。ひじは伸ばし切らないように、少し緩めておきましょう。

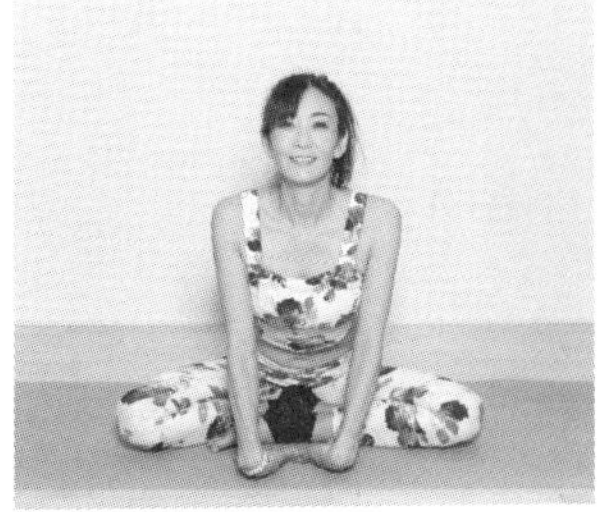

❼今度は手の甲を下にして、腕の外側を伸ばします。この時も腕を伸ばしきらないように気を付けましょう。

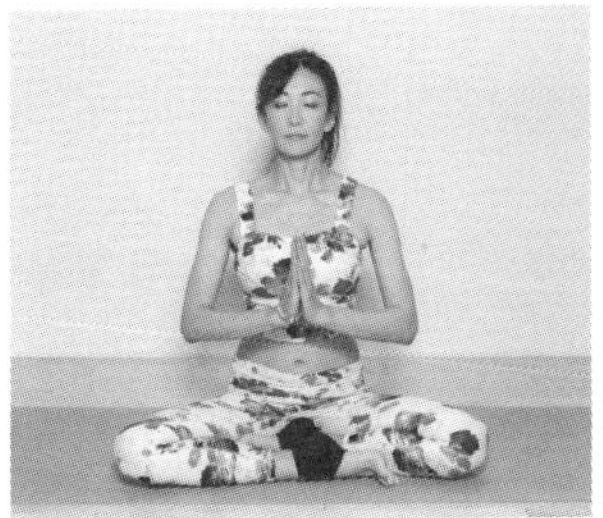

❽今度は手のひらを合わせて自分の胸の前にもっていき合掌のポーズで両手を押し合っていきます。

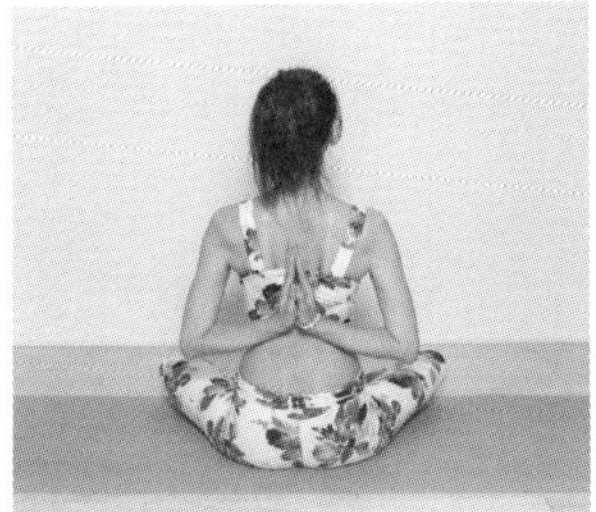

❾今度は背中で同じように両手を押し合っていきます。難しい方は両手の甲を背中に置いて押し合っていただいても結構です。

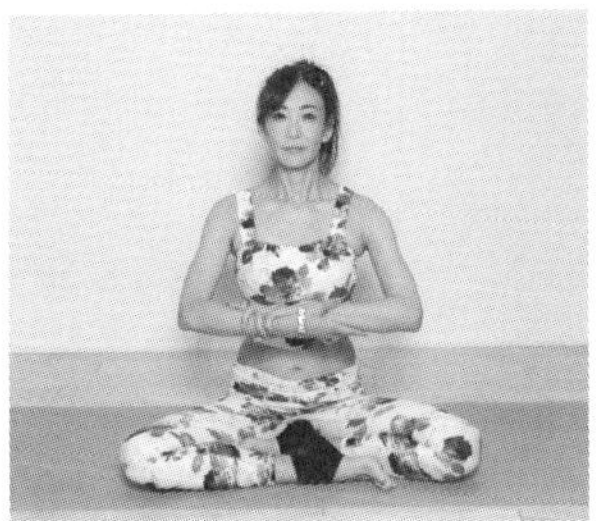

❿写真のように手首のあたりを逆手で持ちます。この時、腕を外に引っ張る動きを呼吸に合わせて20～30秒行います。

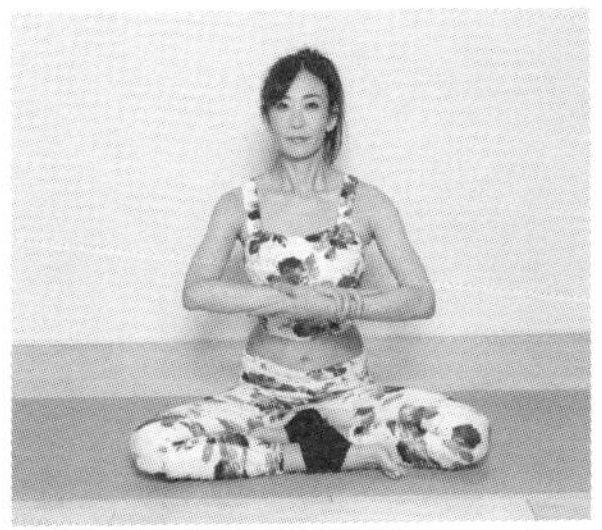

⓫手を組み替えて反対側も行っていきます。こちらも呼吸に合わせて同じく20～30秒キープしていきます。

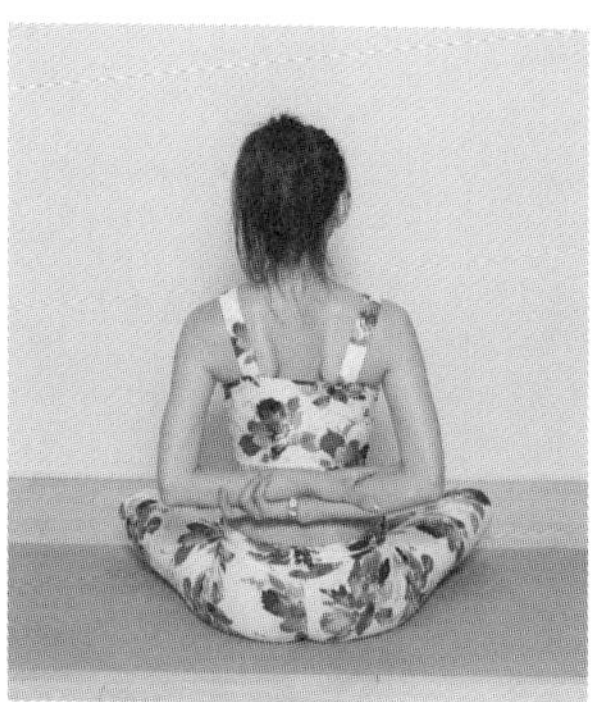

⑫今度は背中の後ろでも同じような動きをしてみてください。呼吸に合わせて20 ～ 30秒キープします。

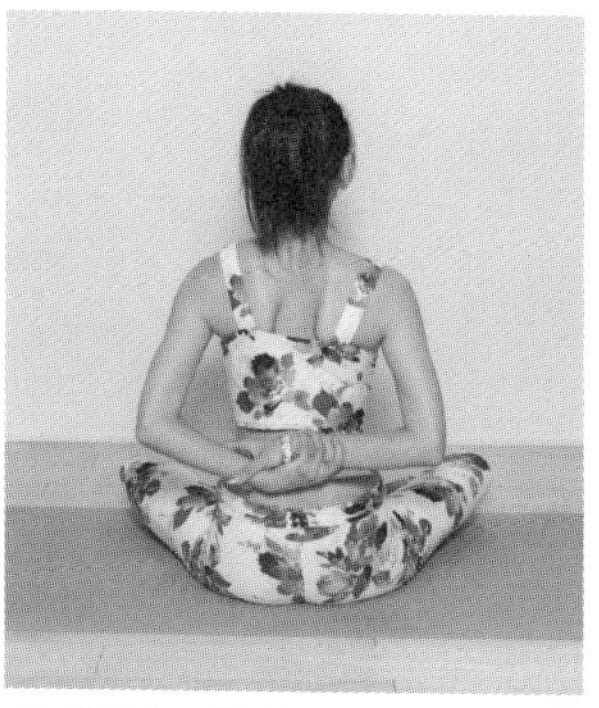

⑬同じく、手を持ち替えて呼吸に合わせて 20 ～ 30 秒行います。

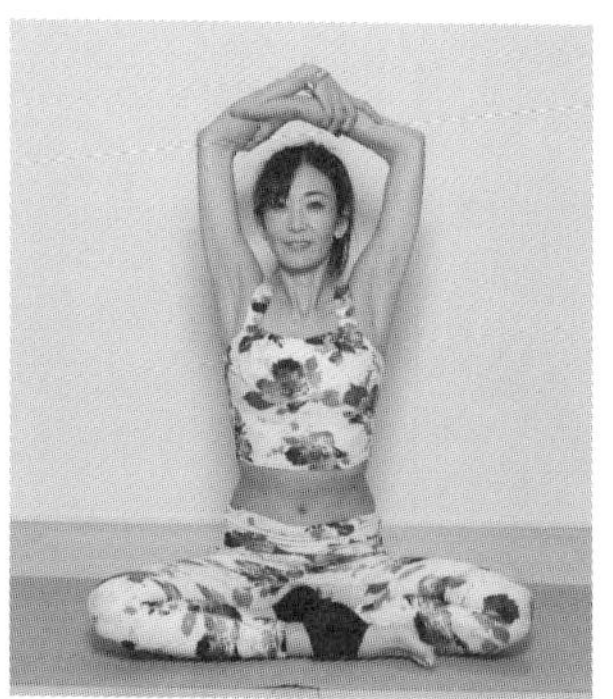

⑭頭の上に両手を持っていき、ひじの近くを引っ張り合います。呼吸に合わせて 20 ～ 30 秒行います。両手を組み替えて、反対側の感覚の違いも見ていきます。

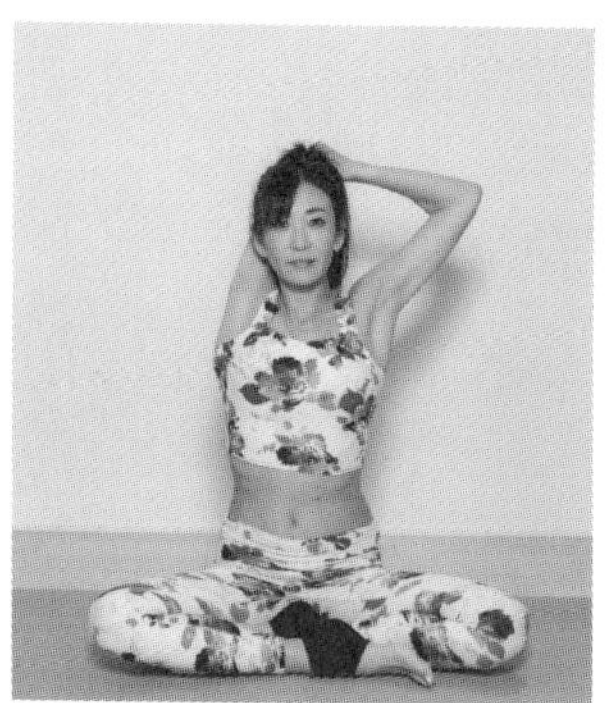

⑮右ひじを曲げてご自身の頭の近くにもっていきます。そして、できる方は後頭部でひじ上あたりを押し合っていきます。

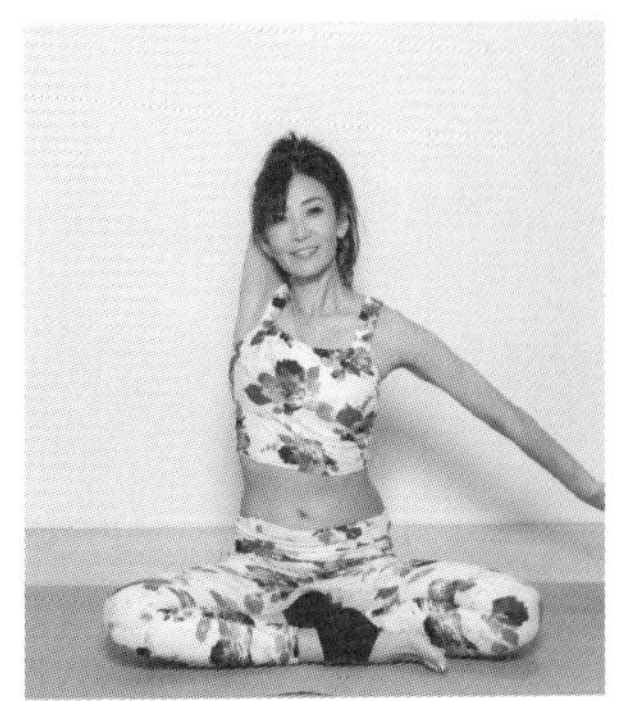

⑯左腕を遠くに引っ張りながら、外側と内側を交互に4～5回ねじっていきます。(外旋および内旋)

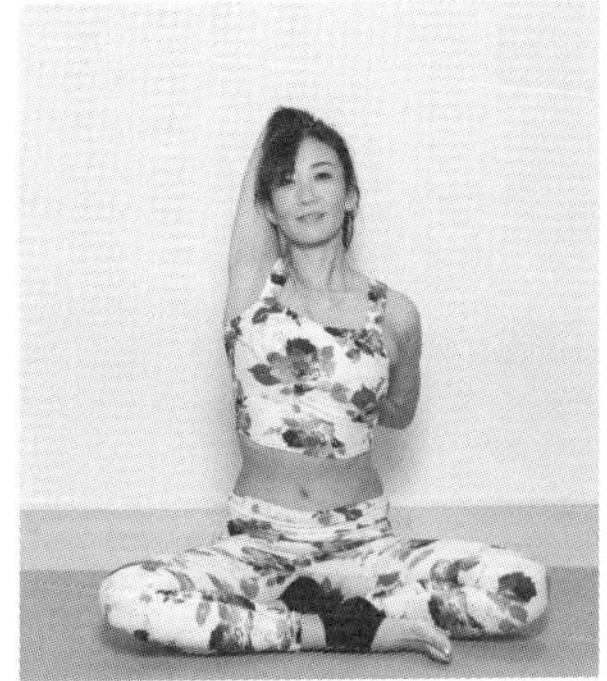

⑰左腕を最後に内旋させて、背中にもっていき、手のひらで背中を押していきます。

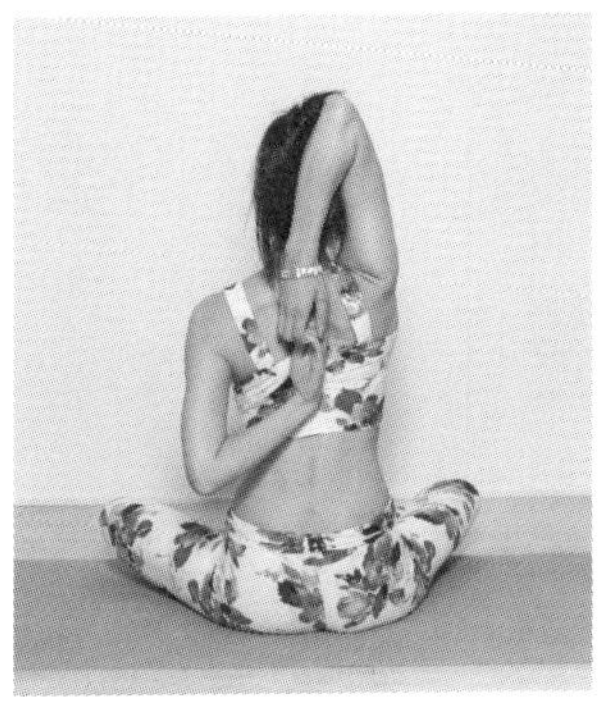

⑱さらに、指先を肩の方に近づけていきできる方は指先を合わせていきます。呼吸に合わせて20～30秒行います。同じように反対側も行っていきましょう。

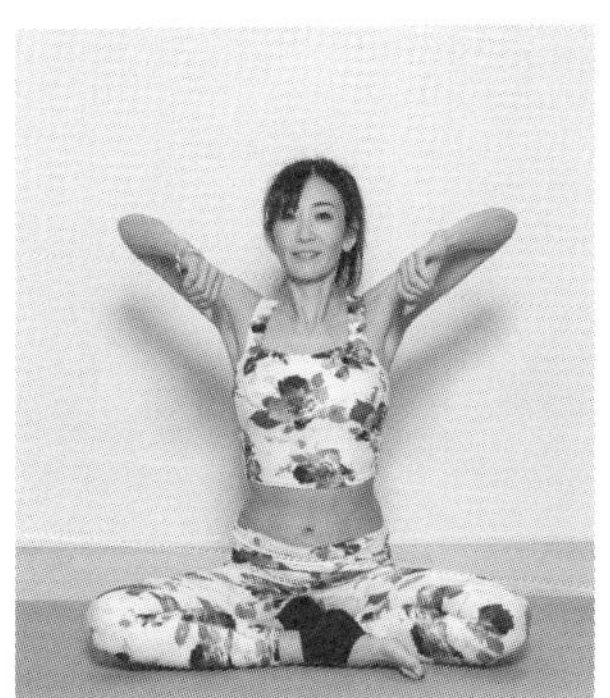

⑲両腕をひじから3回ほど回して、開放していきます。

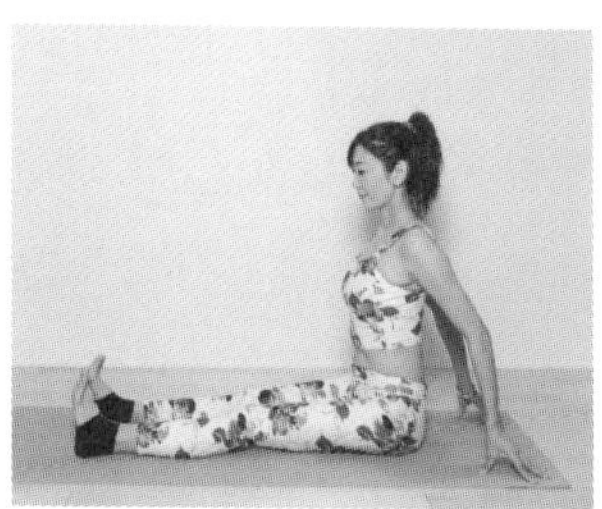

⑳今度は肩幅大にした両足を前に伸ばしてお尻を後ろに、両手を逆手にしておきます。この時にひじは伸ばし切らないように気を付けましょう。まずはかかとを床に押し付けながらつま先を天井に向けていきます。

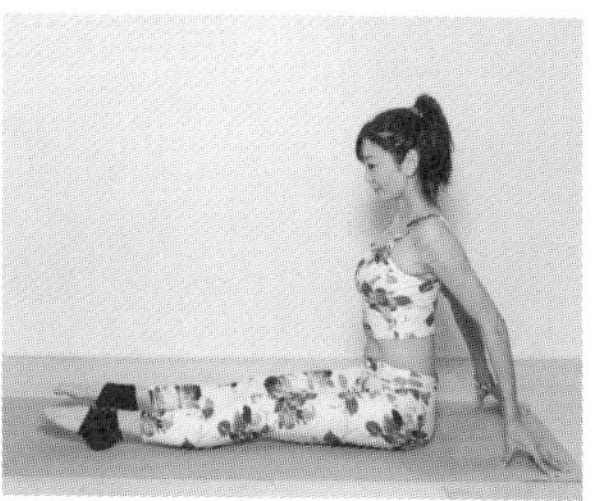

㉑次につま先をまっすぐ前に伸ばしていきます。これを呼吸に合わせて5～8回繰り返します。

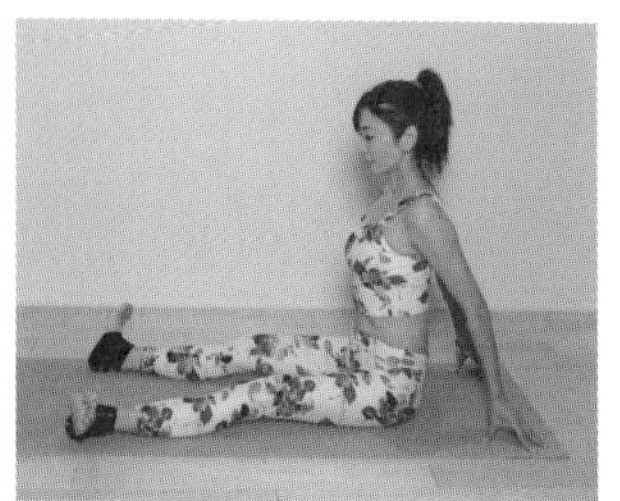

㉒足首を立たせたまま、かかとからつま先を外側に向けます。(外旋)

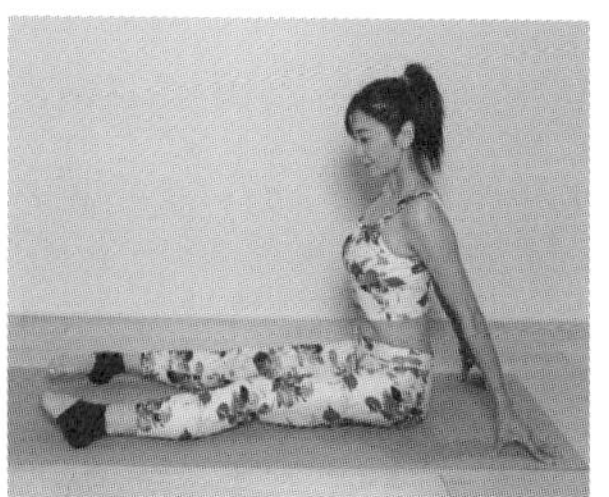

㉓今度は内側に倒します。(内旋)呼吸に合わせて5～8回行います。

③猫のポーズ

呼吸と手と脚の動きを一通り行ったら、次にご紹介するのは「猫のポーズ」です。鎖骨や骨盤を呼吸に合わせて動かすことで自律神経を整えてくれるヨガの基本ポーズです。

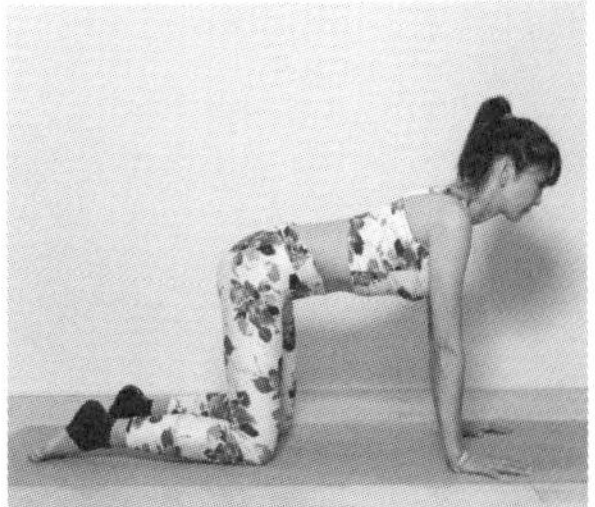

❶まずは四つん這いになり肩の下に手首、骨盤の下にひざが来るようにします。

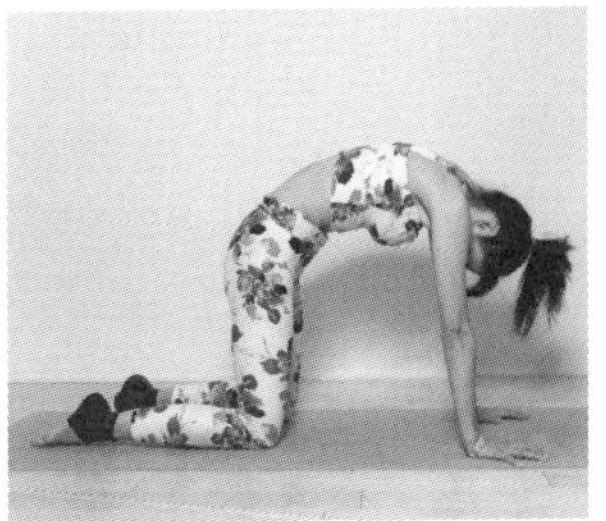

❷息を吐きながら猫のようにおへそを天井に引き上げるようにして背中を丸めて、目線もおへそを覗き込むようにします。

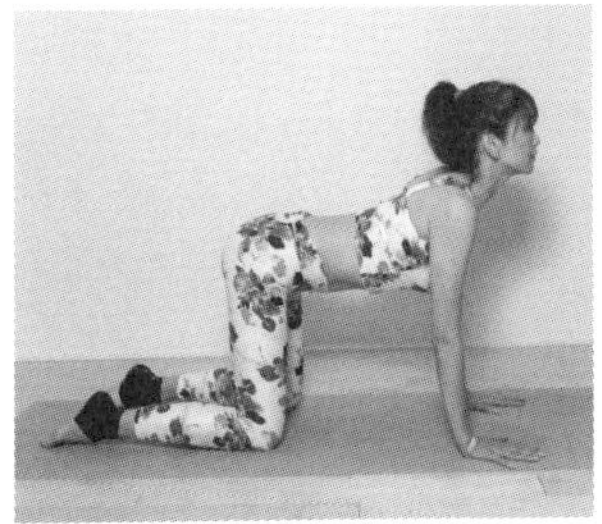

❸鼻から息を吸いながら腰をそらすように胸を広げていき、首と肩の距離を広げるように意識します。呼吸に合わせて5～8回行います。

ひざから下はしっかり床を押して、吐くときは手のひらもしっかりと床を押します。逆に吸うときには手前に引っ張るようなイメージで行うと肩に力が入らず体幹を使えて自然にポーズがとれます。

④ダウンドッグ・プランク・チャトランガ

甲骨を広げて、もも裏、ふくらはぎの筋肉を伸ばします。また腰を天井に向かって突き上げることで下垂した内臓を逆さにして、本来の位置に戻すことができるポーズです。

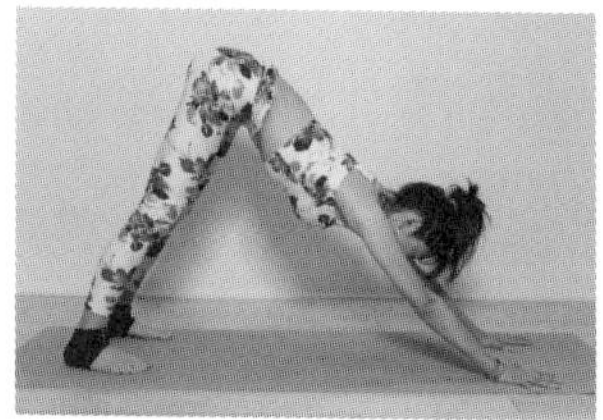

❶両手を床に、そして足のうらでもしっかり床を押していきます。かかとがつけられない場合はひざを曲げて腰骨を伸ばすことを意識します。

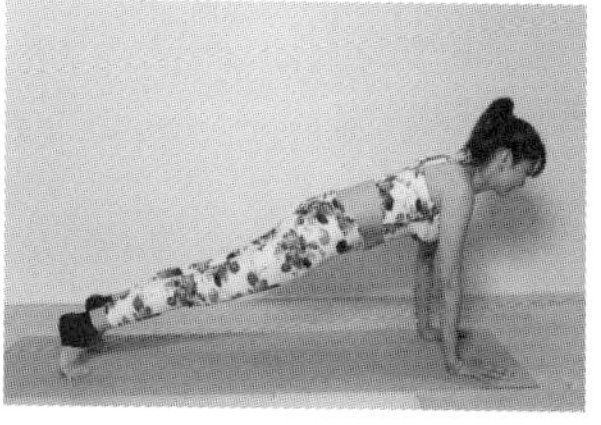

❷余裕があればプランク（板のポーズ）に移行します。肩の下に手首、かかとの下に足指がくるようにします。呼吸に合わせて5～8回行います。

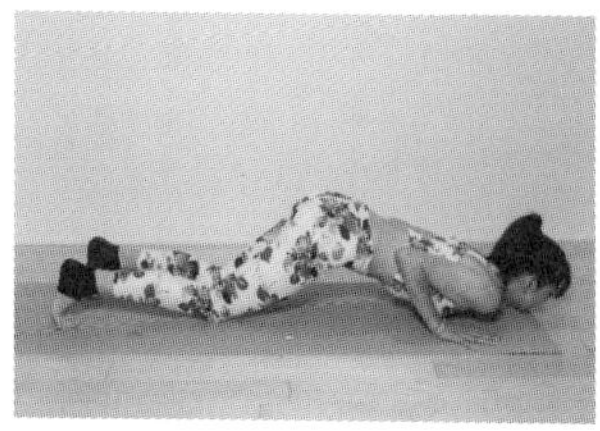

❸「チャトランガ」というポーズです。呼吸を吐きながら胸を床につけます。脚の力で曲げようとせず、両手と両足の指で押し合っていくとスムーズにできます。

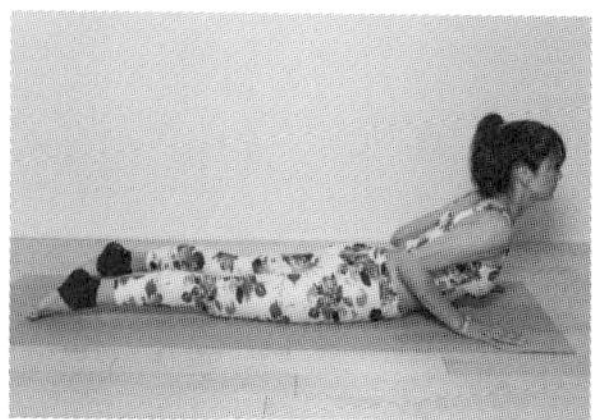

❹今度は足の甲を寝かせていきます。この時にも無理に上体を持ち上げようとせずに両手とひざ下でしっかりと床を押していくことがポイントです。呼吸に合わせて20～30秒行います。

⑤チャイルドポーズ

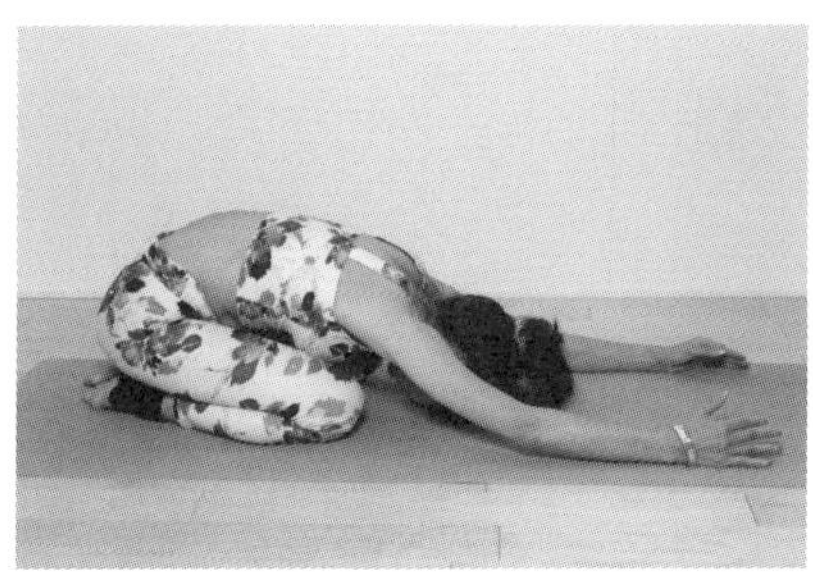

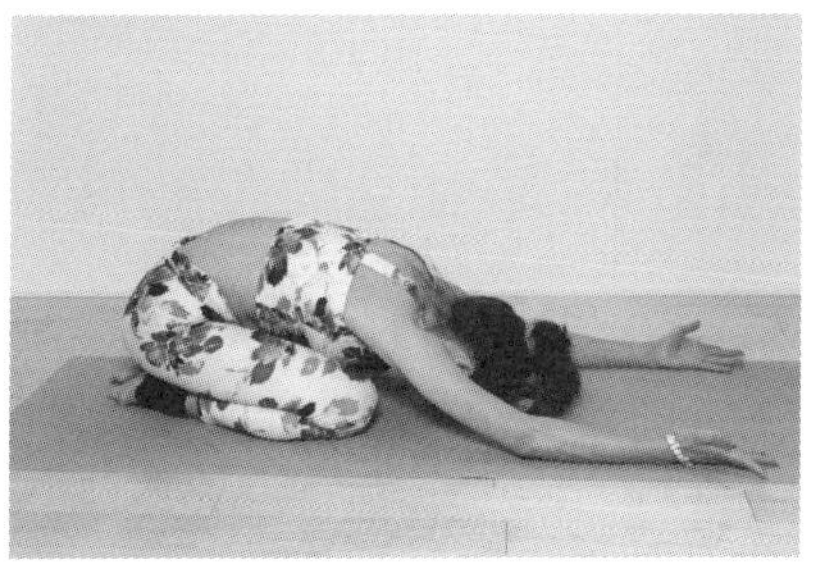

チャイルドポーズはお休みのポーズです。ポーズをとっていて「疲れたなあ」「繰しいなあ」と感じたらこのポーズでお休みしていきましょう。
チャイルドポーズはお尻をかかとにおろして、体をリラックスさせていくポーズです。両手のひらを上に向けると肩の力が抜けてリラックス効果が感じられます。呼吸に合わせて 20～30秒行います。

⑥イーグルのポーズ

立って行うことが多いポーズですが、今回は座ったイーグルポーズをご紹介します。特に猫背になりがちな方にはぜひともおすすめのポーズです。また、両ひざを合わせて行っていくことで、骨盤の調整にも効果的です。

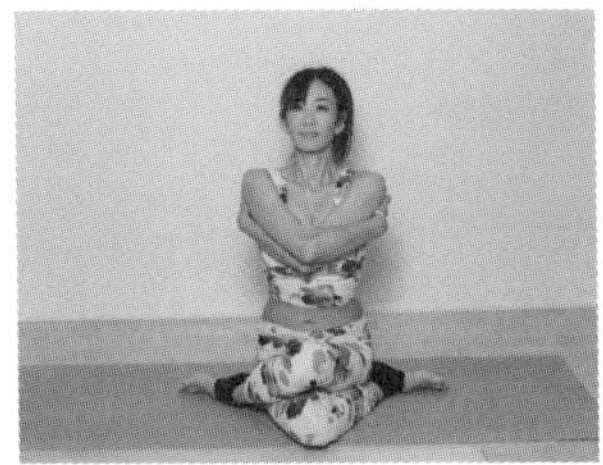

❶左脚を上にして両膝を合わせていきます。右腕を上にして両手でご自身を抱いていきます。できる方は両手の指先を後ろの肩甲骨まで触っていきます。

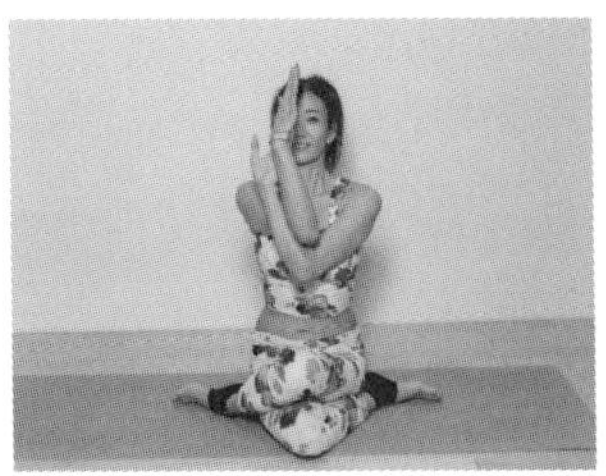

❷両ひじから下を顔の前に合わせていきます。この時にできるだけ両腕で押し合っていきます。息を吸って両肩を下ろし、息を吐きながら両ひじを上にあげていきます。呼吸に合わせて 20〜30 秒行います。反対側も行っていきましょう。

⑦木のポーズ

片足立ちでバランスを取って行う典型的なヨガポーズの１つです。バランス感覚がやしなわれます。ポーズだけを頑張ると、筋肉を固めてしまってバランスもとりにくくなりますので、手と足の裏で押し合っている感覚を大事にしていきましょう。

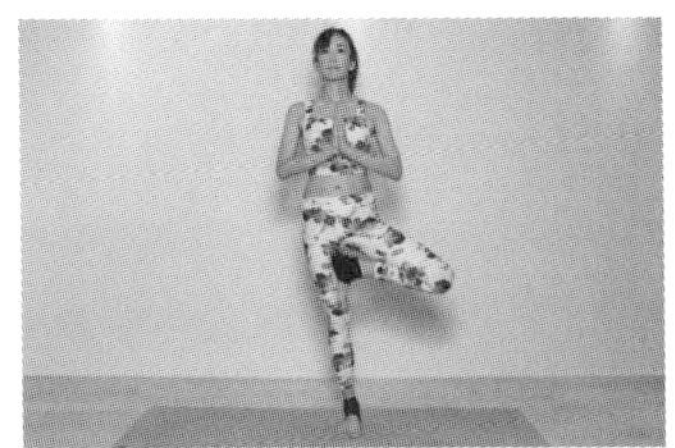

片方の脚をもう片方の脚のくるぶしの上、もしくは脚の付け根付近に当てて、呼吸に合わせて 20〜30 秒行います。反対も行っていきましょう。

⑧戦士のポーズ（その1）

見るからにダイナミックなポーズです。太ももの裏の筋肉やお尻の筋肉を使い、体幹を鍛える動きです。腕を外旋、内旋させることによって腕のシェープアップ効果も期待できます。

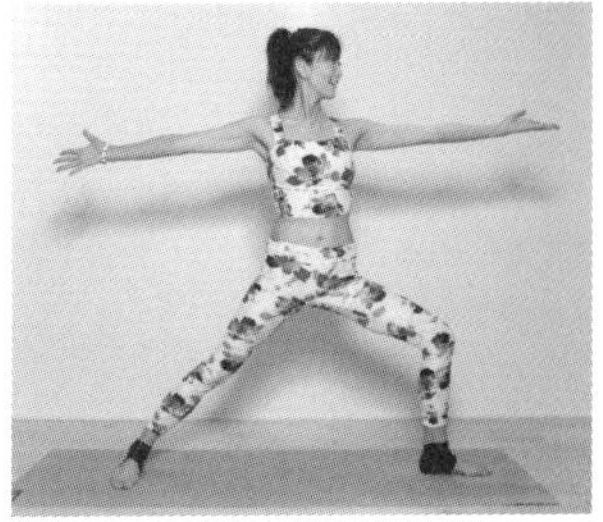

❶前脚のつま先は正面、後ろ脚は体の軸を安定させるため、足先を少し内側に入れていきます。

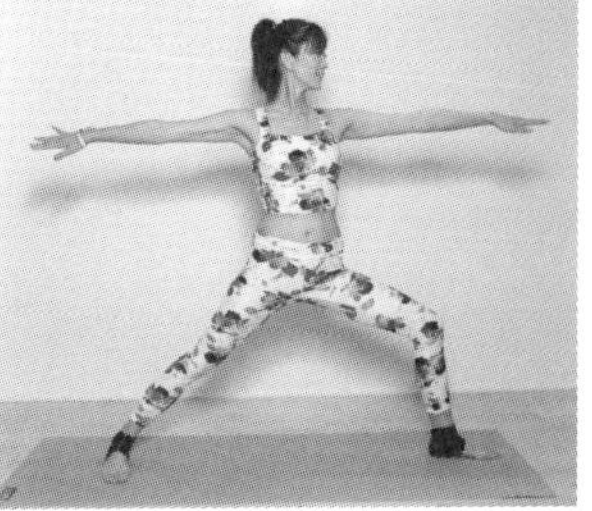

❷鼻から息を吸って踏み込みながら吐きます。この時、足の裏で踏む感覚を大事にしてひざは必ずかかとの上に来るようにします。そして両手は常に横に遠くに引っ張るようなイメージで呼吸に合わせて20～30秒行います。

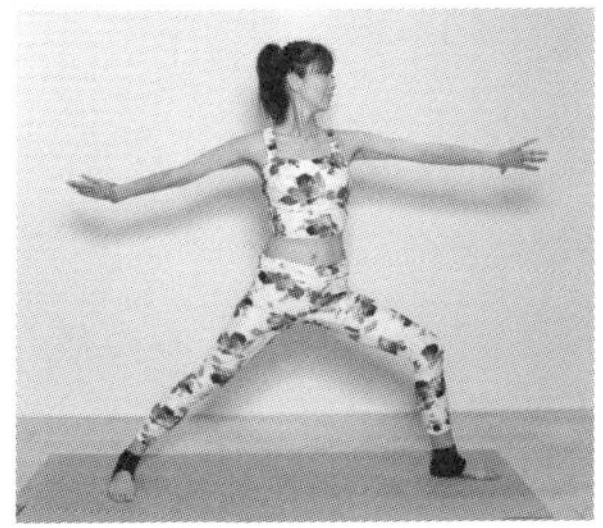

❸肩の力を抜き、両手を外旋、内旋させていきます。まずは指先の方から、そして肩や背中も大きく使って動かしていきます。

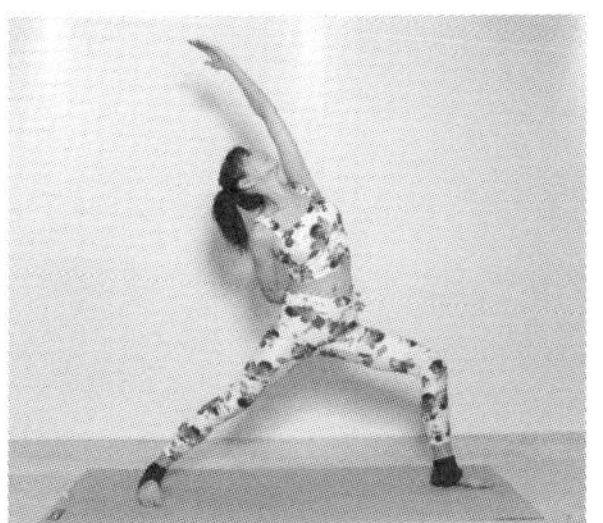

❹もし可能であれば、前に出した足側の手を大きく上に伸ばしてみて下さい（戦いをやめた戦士のポーズ～リバースウォーリアー～）。片方の曲げた胸は手の甲を腰あたりに置き、押し合いながらもう片方の手は天井のほうに伸ばしてあげていきます。目線は楽なところに置きましょう。呼吸に合わせて20～30秒行います。

⑨橋のポーズ

逆メソッドの王道のポーズ「橋のポーズ」をご紹介しましょう。下垂気味の内臓を引き上げる効果とともに、お尻や腿裏の筋肉アップにも効果的です。

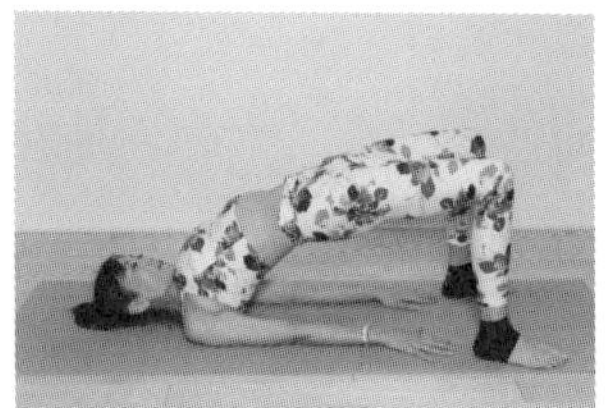

❶仰向けに寝て腰幅大に開いた脚をひざを立ててその下にかかとをもっていきます。呼吸を吸いながら、胸、背中、お尻の順にゆっくり上げていきます。呼吸に合わせて 20 ～ 30 秒キープします。

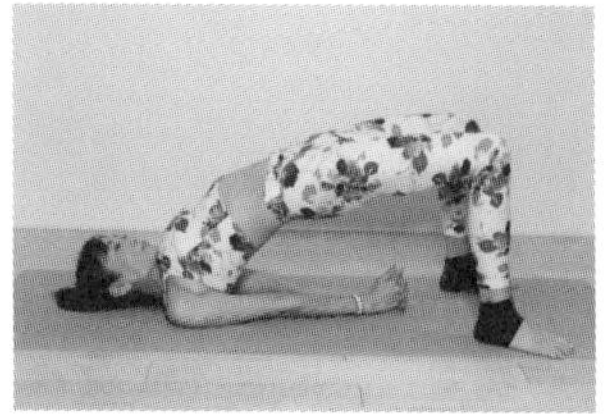

❷できる方は伸ばした両手を背中の下で組んでいきます。両腕と足の裏でしっかり床を押していくと、腿裏の強化やヒップアップにも効果的です。

⑩シャヴァーサナー

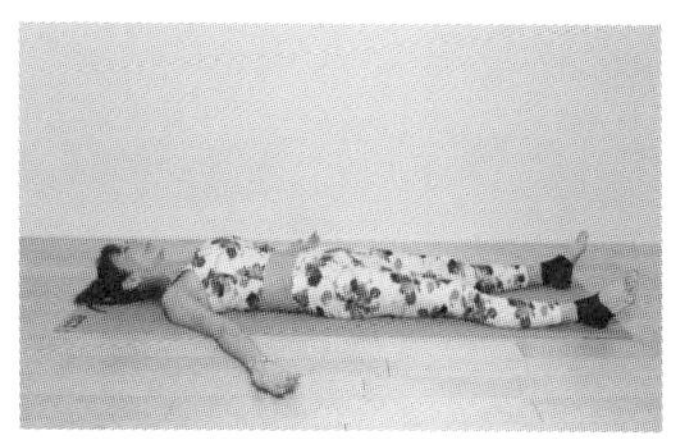

仰向けに寝て手足を楽な位置に置いて、力をできるだけ抜いていきます。何もしないポーズではあるのですが、ヨガのポーズでは一番難しいポーズとされています。
ご自身のニュートラルな感覚を見つけていきましょう。

「逆メソッドヨガ」はいかがでしたでしょうか。

全てのポーズを行っても30分程度ですが、呼吸や手足の使い方はぜひ毎日のルーティーンにしてみてください。そして、その日の体調、ご自身の改善したいポイントに合わせてポーズを選んでいただければと思います。

何よりも大切なことは、規則正しい生活を心がけること。「食事」「睡眠」「運動」の3つを心がけていただき、ご自分のなりたいボディーラインを一緒に追求していきましょう。「逆メソッドヨガ」でそのお手伝いができたらうれしいです。

「継続は力なり」「美は1日にしてならず」。スタートはいつからでも遅くはありません。素直な心や身体はどんどん思った方向に導いてくれます。

そして、トレーニングは裏切りません。(笑)

ただし、使い方を意識することはとても大事です。逆転の発想で、ご自身の心や身体をしっかりコントロールしながら、ますます健康で美しい毎日を送っていきましょう!

シェイプupガールズ　中島史恵

おわりに

さて、駆け足で新型コロナウイルスとワクチン、免疫、そして食の機能性やヨガに関してお話しさせていただきました。この本を書いている間にも非常事態宣言は解除され、いよいよ8月をめどにコンサートや展示会などの開催の制限も解除されるようです。少しずつ普段の生活が戻ってきそうです。

新型コロナウイルスに関しては、現在もさまざまな研究が行われている段階で専門家の意見もいろいろと分かれるところですが、どの専門家も共通しているのは、新型コロナウイルスは生涯免疫を獲得できないのではないかということです。ですので、新型コロナウイルス感染の第2波、第3波が来る可能性は高いとみています。

現在、私どもは新型コロナウイルスワクチンの開発を急ピッチで進めており、この本が出版される頃には、治験が始まっているかもしれません。まず、ワクチンができれば、1つの大きな壁は越えることになるかと思います。

しかし、何度も申し上げています通り、我々はこの新型コロナウイルスだけでなく、無数のウイルスや細菌等の感染の可能性が常にあると考えるべきです。そしてそのためには、何と言っても常日頃から、免疫力を維持していくことがとても大事です。ぜひこの本を1つの参考にしていただければ幸いです。

最後になりましたが、この本の執筆にあたりご協力をいただきましたアンジェス株式会社さま、アピ株式会社さま、株式会社オルトメディコさま、ケミン・ジャパン株式会社さま、株式会社 神鋼環境ソリューションさま、第一工業製薬株式会社さま、DSM株式会社さま、株式会社 林原さま、森下仁丹株式会社さま、森永乳業株式会社さま、ロート製薬株式会社さまに、この場をお借りしまして深く感謝申し上げます。

2020年7月

森下竜一

著者／森下 竜一（もりした・りゅういち）
Ryuichi Morishita

昭和62年大阪大学医学部 卒業、米国スタンフォード大学循環器科研究員・客員講師、大阪大学助教授大学院医学系研究科遺伝子治療学を経て、平成15年より大阪大学大学院医学系研究科臨床遺伝子治療学寄附講座教授（現職）。日本血管認知症学会理事長、日本抗加齢医学会副理事長、日本抗加齢協会副理事長、日本遺伝子治療学会副理事長など各学会の理事を務めるほか、内閣官房健康医療戦略本部戦略参与（本部長　安倍晋三内閣総理大臣）、大阪府・大阪市特別顧問を務める。過去に、知的財産戦略本部委員（本部長　小泉純一郎内閣総理大臣）、内閣府規制改革会議委員・規制改革推進会議委員（安倍晋三内閣総理大臣諮問会議）、2025大阪・関西EXPO具体化検討会委員など公職を多数歴任。日本で大学発バイオベンチャーとして初めて上場したアンジェス株式会社創業者で、現在新型コロナウイルスに対するワクチン開発を目指している。

新型コロナワクチン開発の第一人者が解説
機能性食品と逆メソッドヨガで免疫力UP！

2020年7月20日　初版第1刷発行

著　　者　森下竜一
発 行 人　栗栖直樹
企画・編集　株式会社リーランド
発 行 所　株式会社エスクリエート
〒170-0013 東京都豊島区東池袋4-18-7 サンフラットプラザー203
TEL：03-6914-3906
発　　売　株式会社メディアパル（共同出版者・流通責任者）
〒162-8710　東京都新宿区東五軒町6-24
TEL：03-5261-1171
印 刷 所　株式会社シナノパブリッシングプレス

ISBN978－4－8021－3193－3　C0036